비밀을 알려줄까?

신비한 몸속 백과

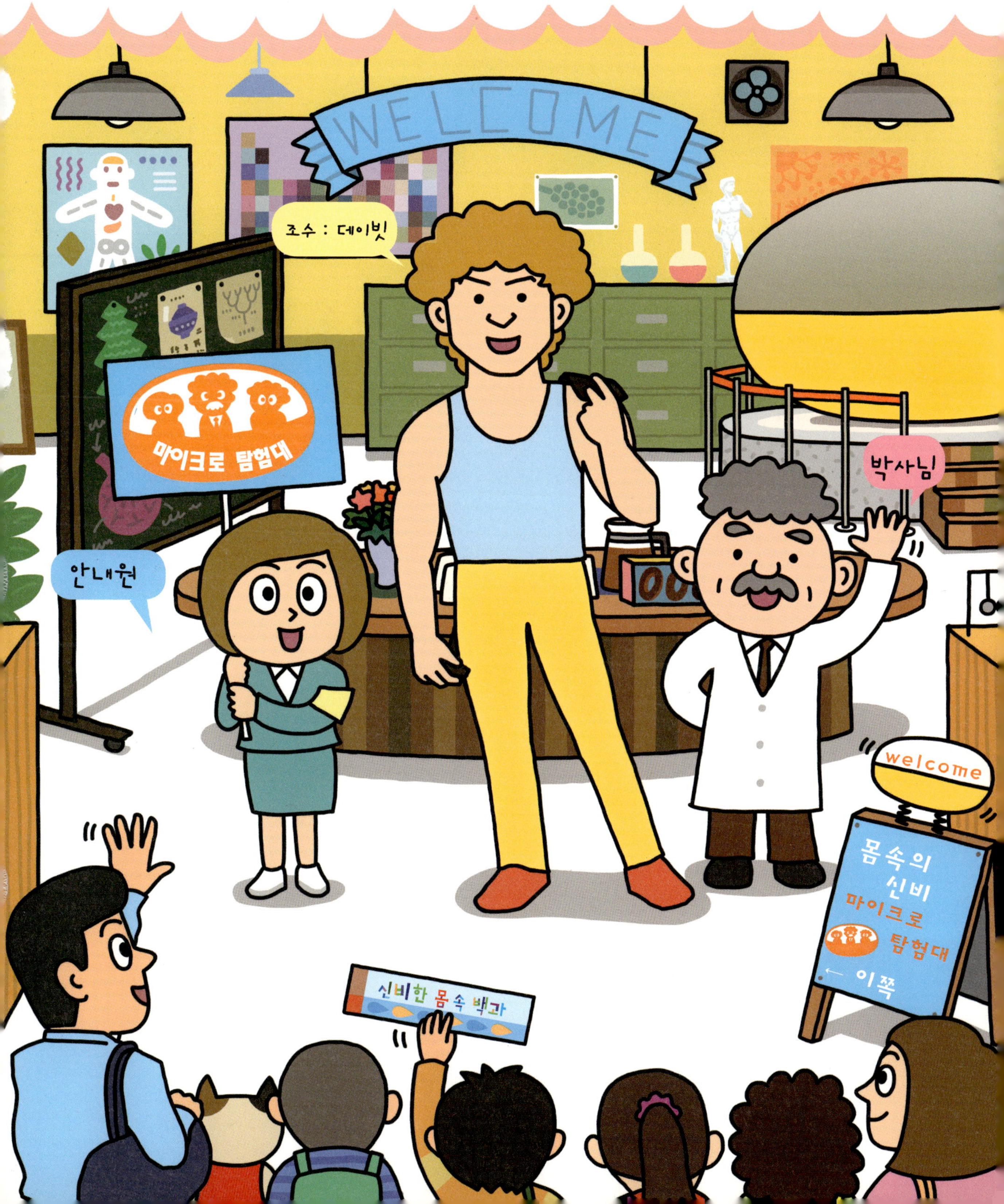

목 차

마이크로 여행 2

마이크로 여행 3

마이크로 여행 4

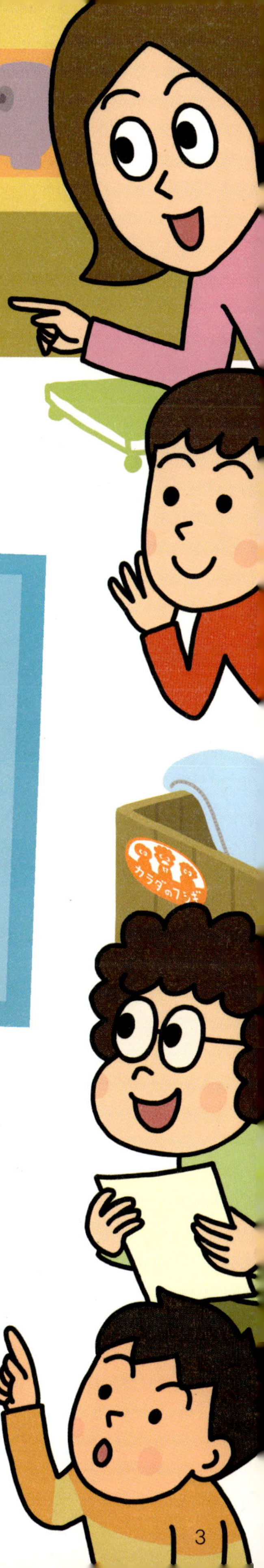

몸속 단면을 보면서 탐험경로를 확인하자!

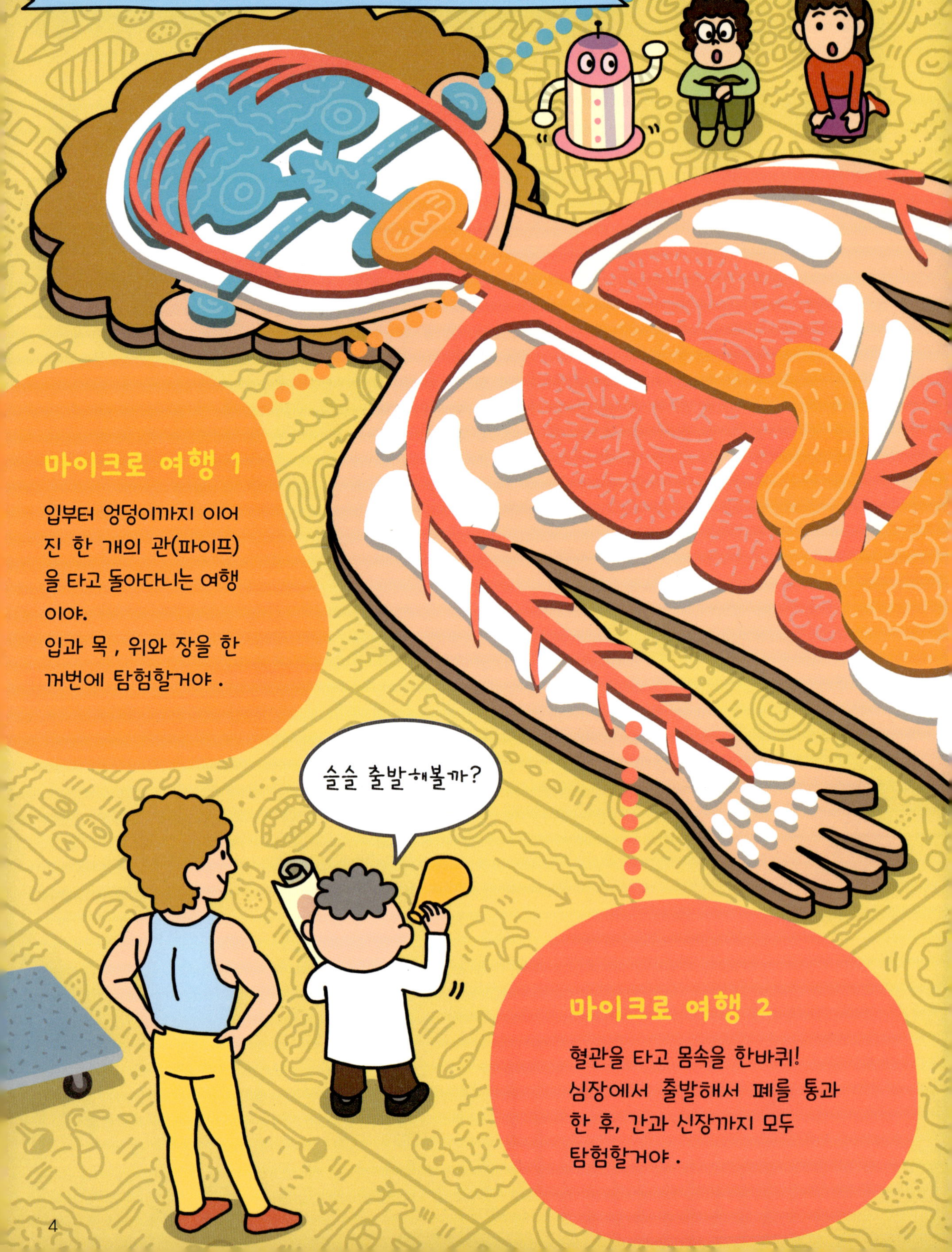

마이크로 여행 1

입부터 엉덩이까지 이어진 한 개의 관(파이프)을 타고 돌아다니는 여행이야.
입과 목, 위와 장을 한꺼번에 탐험할거야.

마이크로 여행 2

혈관을 타고 몸속을 한바퀴!
심장에서 출발해서 폐를 통과한 후, 간과 신장까지 모두 탐험할거야.

마이크로 여행 3

뇌와 연관이 깊은 눈, 귀, 코를 돌아보는 여행!
뇌는 투시 카메라로 같이 꼼꼼하게 관찰해보자.

마이크로 여행 4

투시 카메라로 몸 전체의 뼈와 근육을 보고 관찰하는 여행이 될 거야.

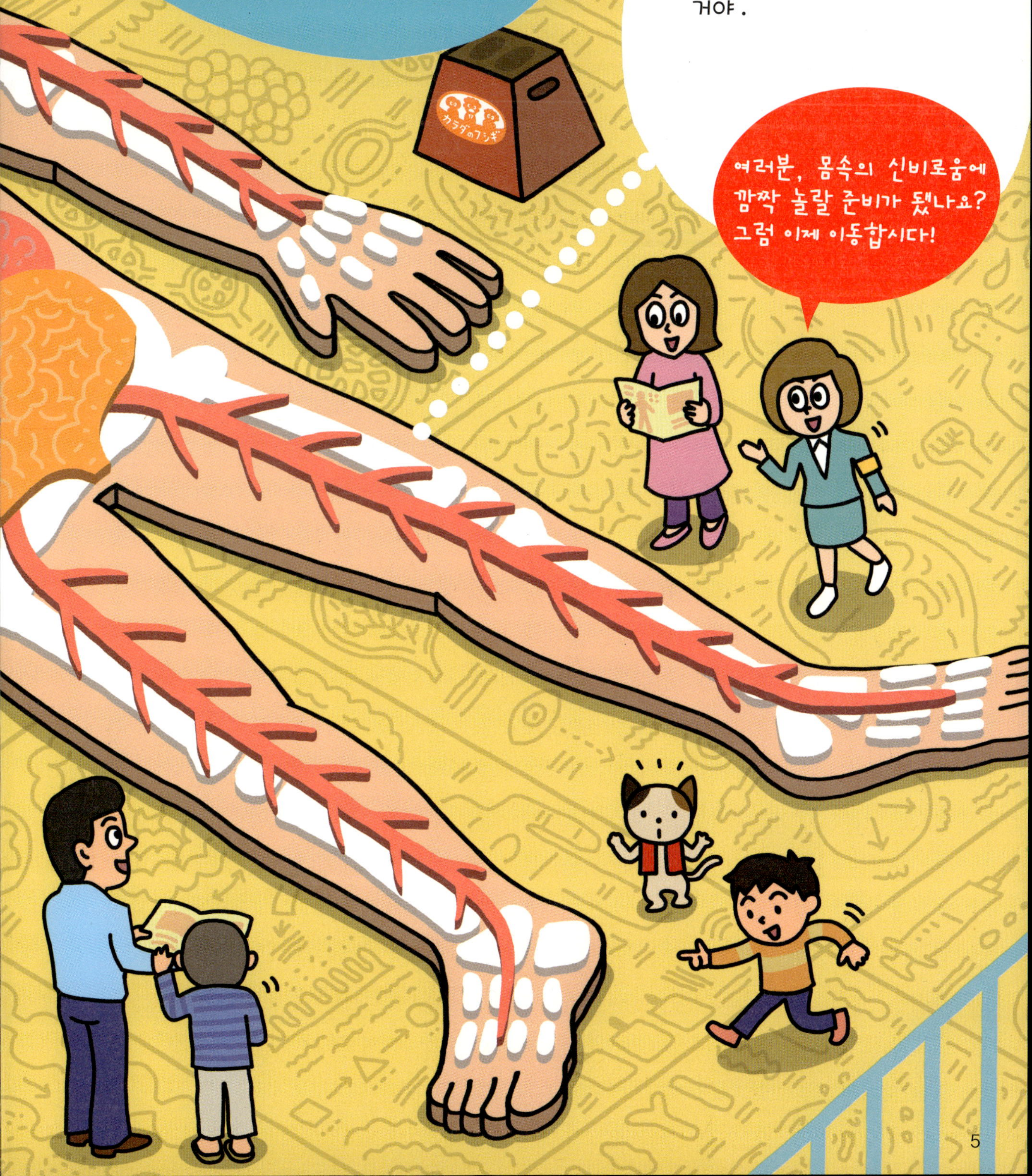
여러분, 몸속의 신비로움에 깜짝 놀랄 준비가 됐나요? 그럼 이제 이동합시다!

입부터 엉덩이까지의 여행

사람의 몸속 한가운데에는 기다란 한 개의 관이 설치되어 있는데, 입구는 입, 출구는 엉덩이야. 이 관은 몸속에서 불룩해지기도 하고 꼬불꼬불 구부러지기도 하면서, 우리가 먹은 음식물에서 영양을 흡수하는 역할을 담당하고 있어.

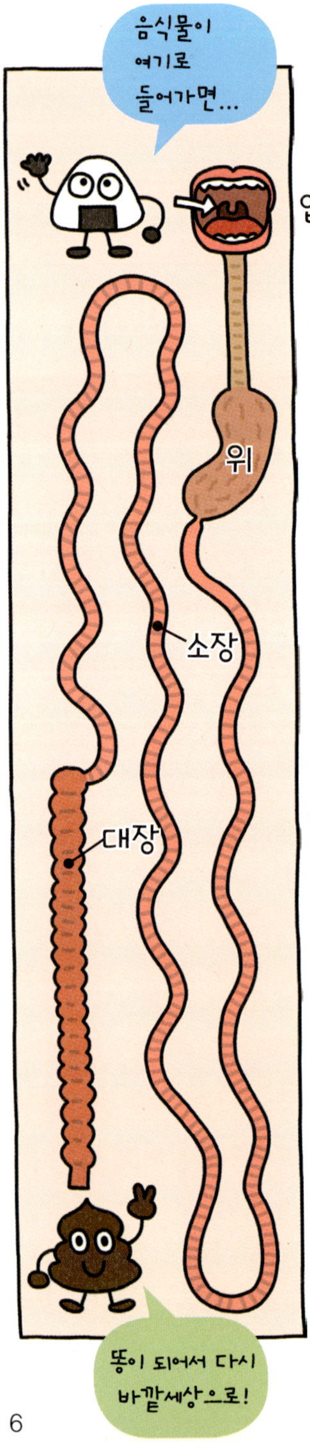

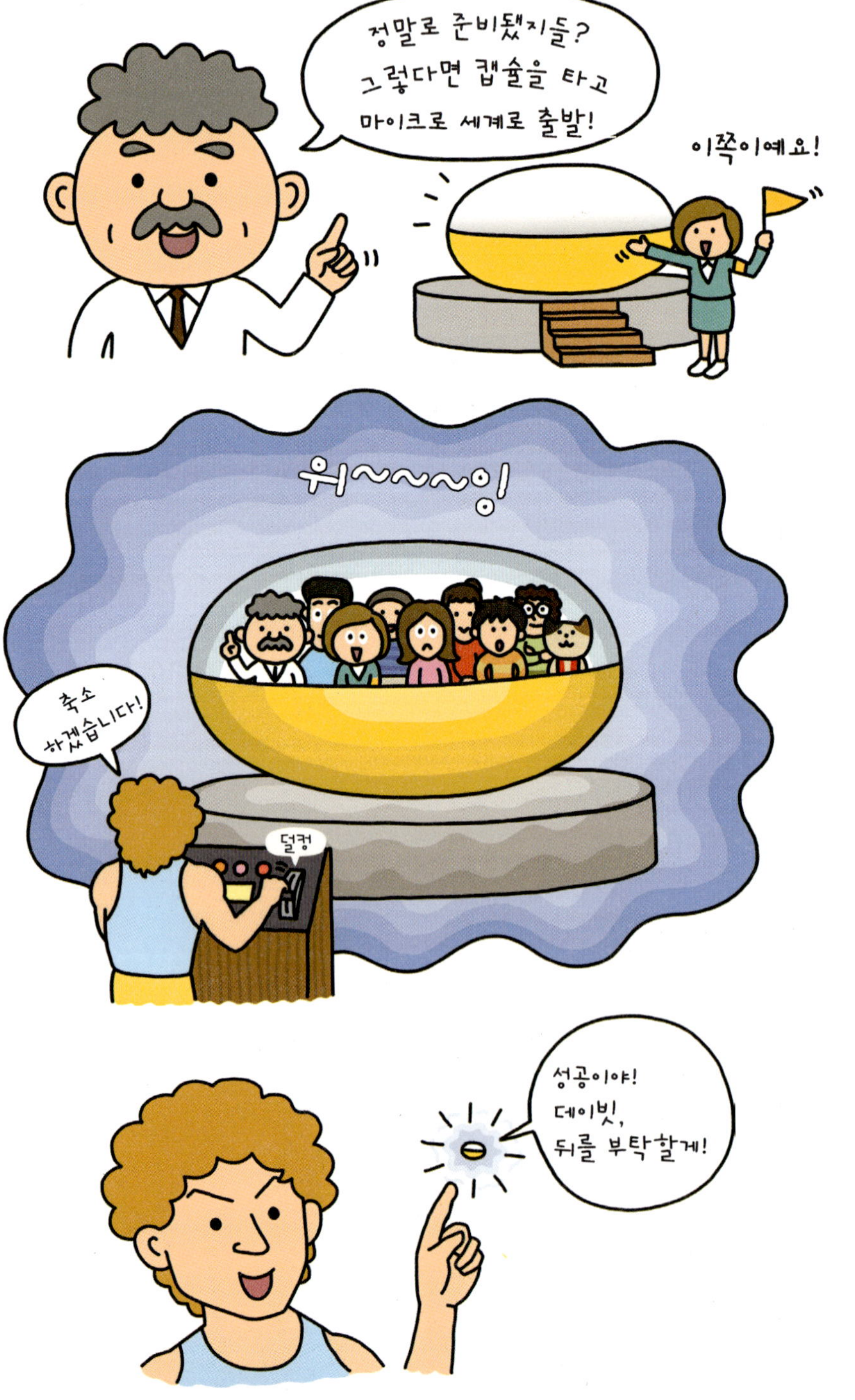

관의 입구·붉은 돔

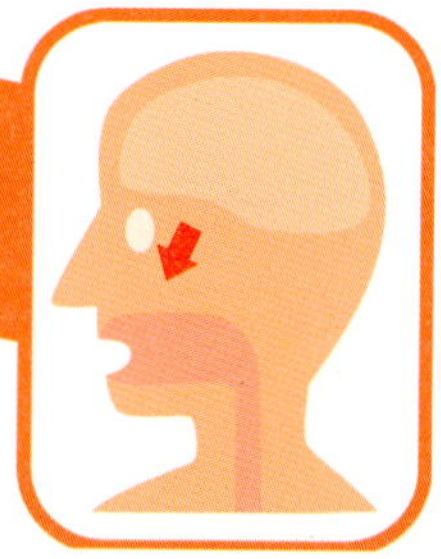

입

입은 음식물을 잘게 부수고 으깨는 곳이야. 먼저 이로 잘게 부순 음식물에 침이 섞이면 부드러워진 상태로 목으로 이동하게 되지.

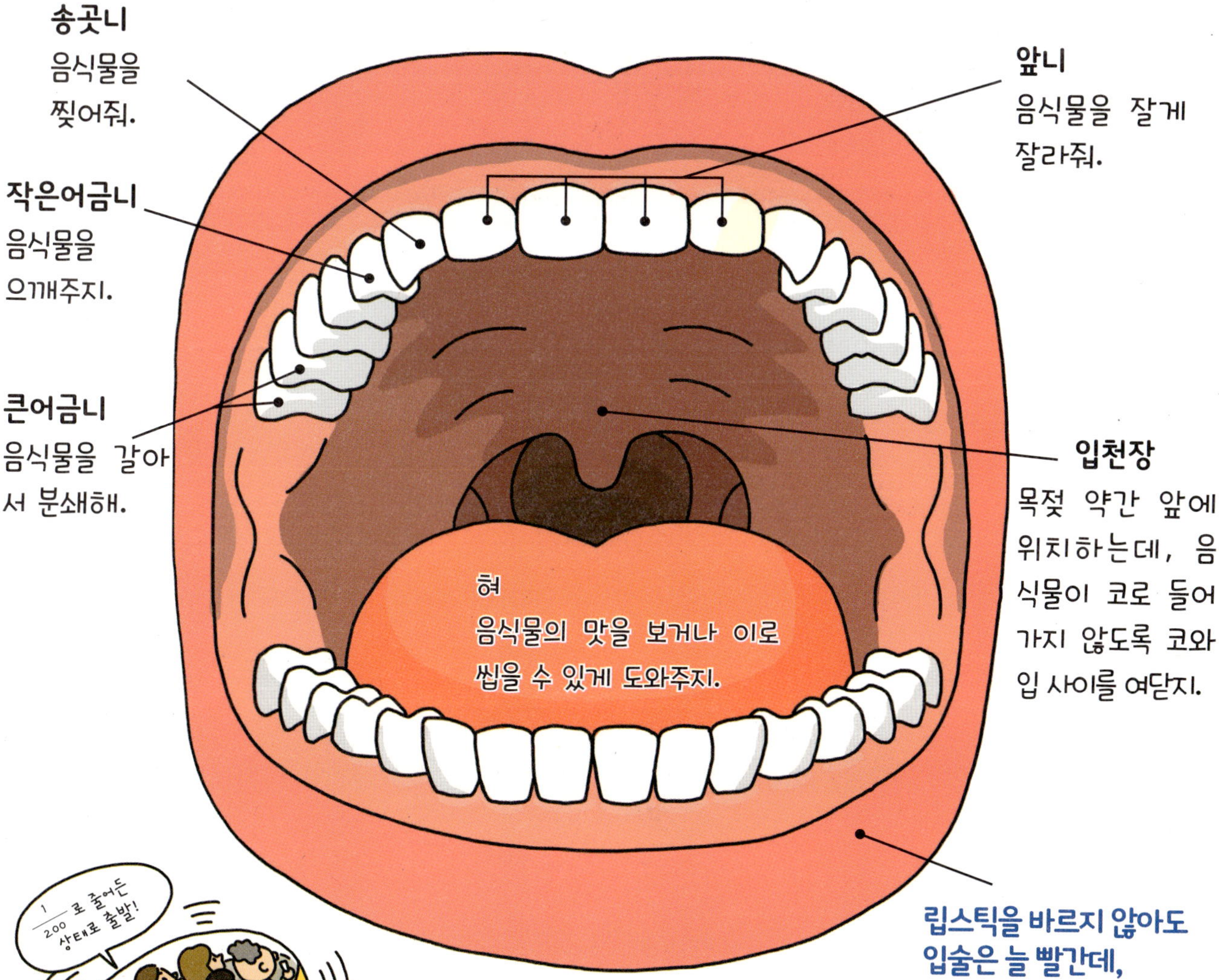

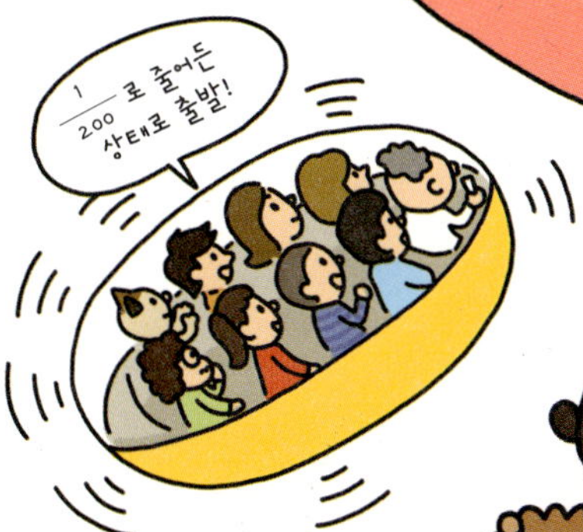

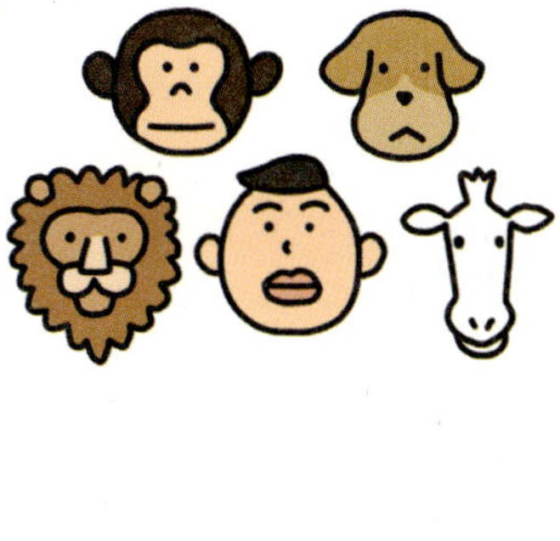

립스틱을 바르지 않아도 입술은 늘 빨간데, 왜 그럴지?

입술을 가진 생물은 포유류뿐인데, 그 중에서도 입술색이 붉은 것은 인간뿐이래. 왜일까? 바로 인간의 입술 피부는 매우 얇고 부드럽기 때문이야. 얇은 피부의 아래에 가느다란 혈관이 많이 모여 있기 때문에 빨갛게 보인다고 해. 또한 입술은 맨 처음에 음식물을 확인하는 부분이므로 매우 민감해.

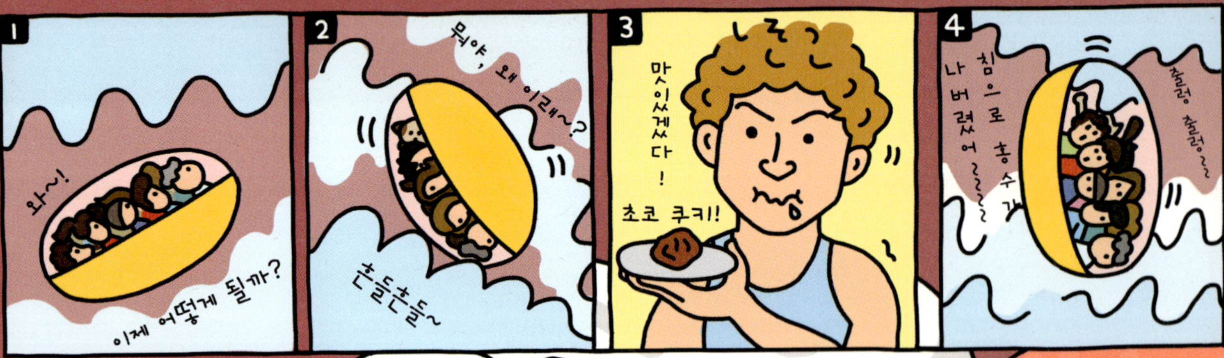

침의 양은 하루에 1~1.5 L!

침은 음식물을 삼키기 쉽게 하거나, 입안을 청결하게 하는 역할을 맡는다고 해. 또 밥이나 빵을 분해하는 기능도 있어. 침은 많이 씹을수록 많이 나오는데, 침은 더러운 게 아니고 몸에 좋은 것이니까 꼭꼭 씹어서 먹도록 하자.

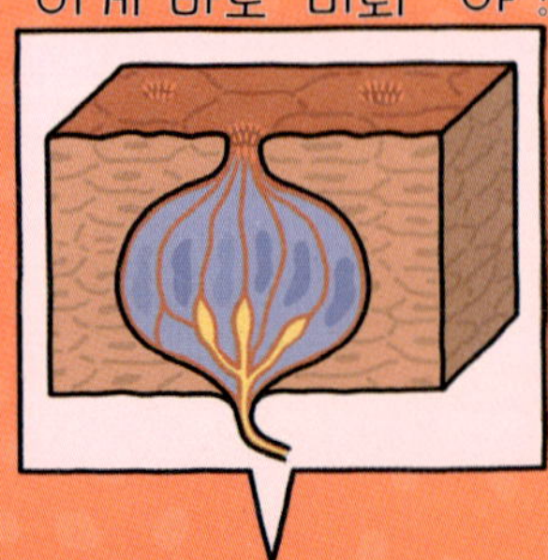

혀의 대활약!

혀는 맛을 느끼는 부분이면서 음식물과 침을 섞어 목으로 밀어주지. 말할 때도 혀를 사용하기 때문에 혀를 다치면 말하기가 어려워지니 조심하도록 하자.

이의 표면은 엄청나게 단단해!

이의 맨 겉면, 눈에 보이는 하얀 부분의 이름은 '에나멜질' 이야. 이곳은 철보다도 딱딱한 정도라 몸에서 가장 단단한 부분이지.

유치가 영구치로 변하는 과정!

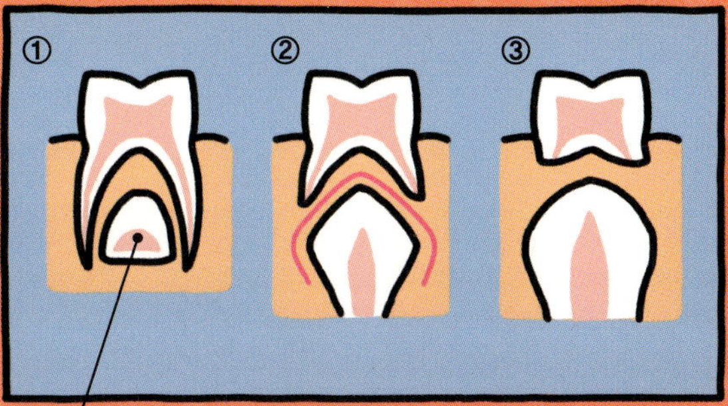

① 가장 먼저 영구치(간니)의 뿌리가 생겨나.

② 그 다음 턱뼈 속에서 유치(젖니)를 녹이는 세포가 등장해서 유치의 뿌리를 녹여버린대. 다행히도 영구치는 보호 주머니를 뒤집어쓰고 있어서 녹지 않아.

③ 마지막으로 유치의 뿌리는 점점 녹아서 없어지고, 영구치가 성장하게 돼.

맛은 어떻게 느낄 수 있는 것일까?

이 오돌토돌한 돌기 끝부분에 센서가 있는거구나!

혀를 내민 상태에서 거울을 보면 오돌토돌한 작은 돌기들(혓바늘)이 보이지? 여기에는 '미뢰'라는 맛을 느끼는 센서가 있어서, 침에 녹은 '맛 성분'에 반응하여 우리가 '달콤하다', '쓰다'고 느끼게 되는 거란다. 또한 이 '미뢰'는 목 안쪽에도 있단다.

헤에~

물고기가 미식가 !?

물고기도 '미뢰'를 갖고 있다고 하네? 얼굴, 입 주변, 아가미 덮개, 가슴 지느러미에 '미뢰'가 있어 맛을 느끼고 먹이를 파악할 수 있대. 특히 탁한 흙탕물 속에서 생활하는 메기는 수염 주위에 많은 '미뢰'가 있어서 먹이를 잘 발견할 수 있다고 해.

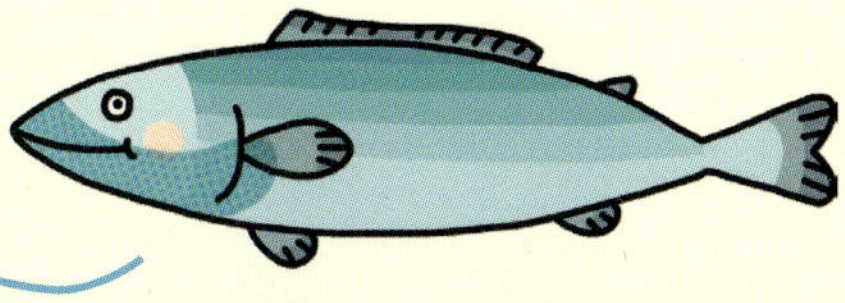

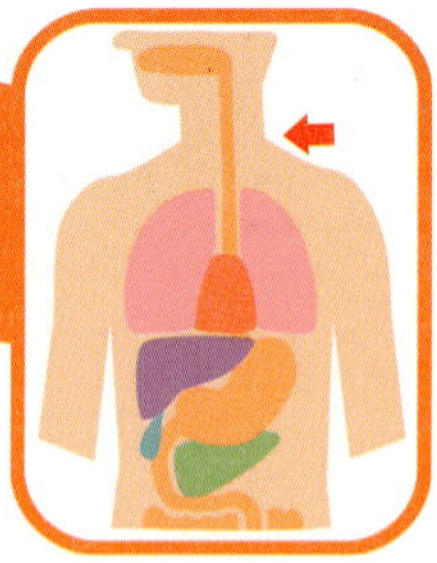

아래로 움직이는 세로 모양 구멍

목

입안에서 잘게 부수어진 음식물이 침과 섞여 목구멍 안으로 운반된 다음 식도로 들어가게 돼. 식도는 파이프 모양의 '관'으로, 평소에는 입구가 가늘게 닫혀 있다가 음식물이 지날 때만 넓게 열려.

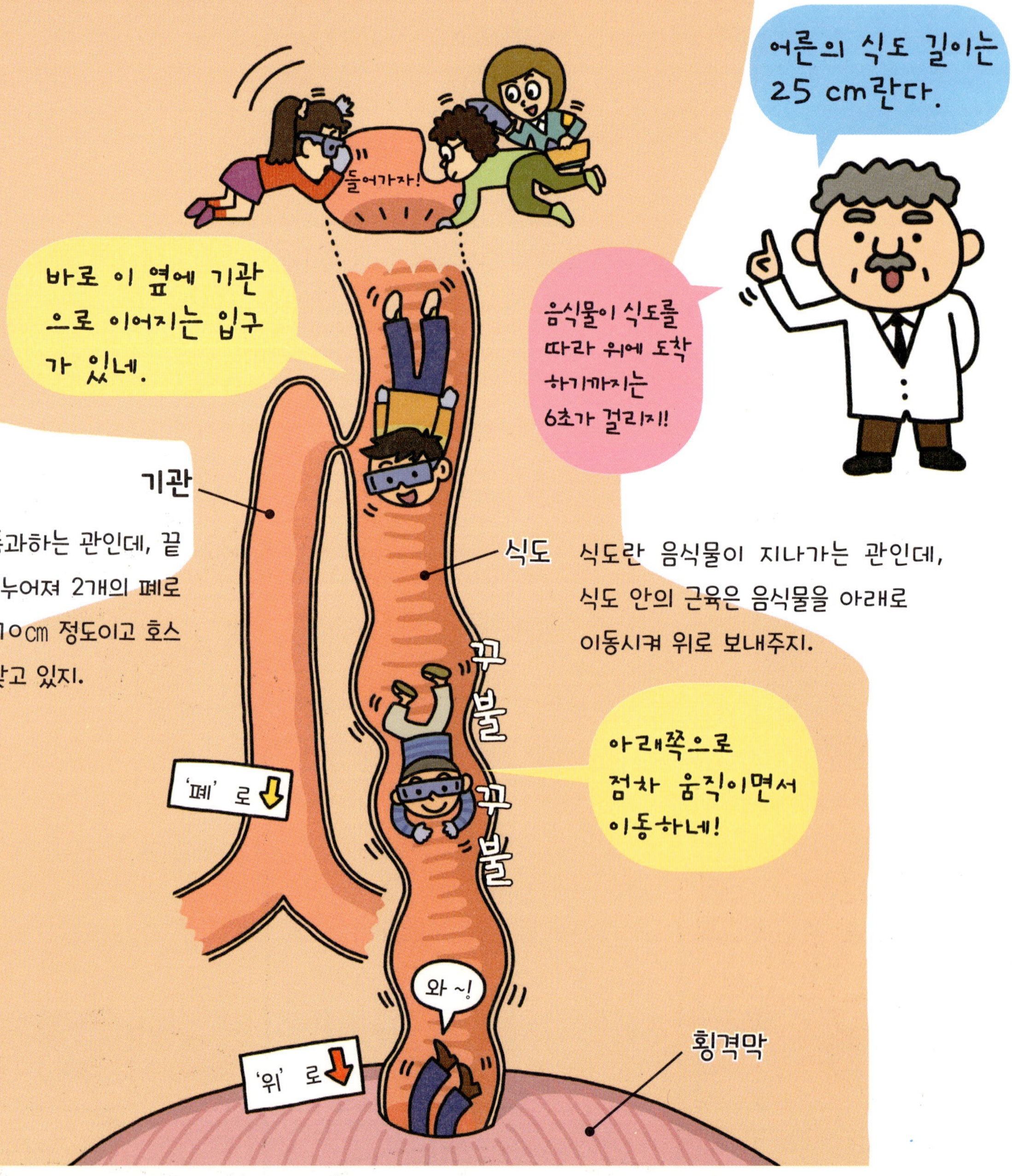

기관은 공기가 통과하는 관인데, 끝부분이 2개로 나누어져 2개의 폐로 연결돼. 길이는 10㎝ 정도이고 호스 정도의 두께를 갖고 있지.

식도란 음식물이 지나가는 관인데, 식도 안의 근육은 음식물을 아래로 이동시켜 위로 보내주지.

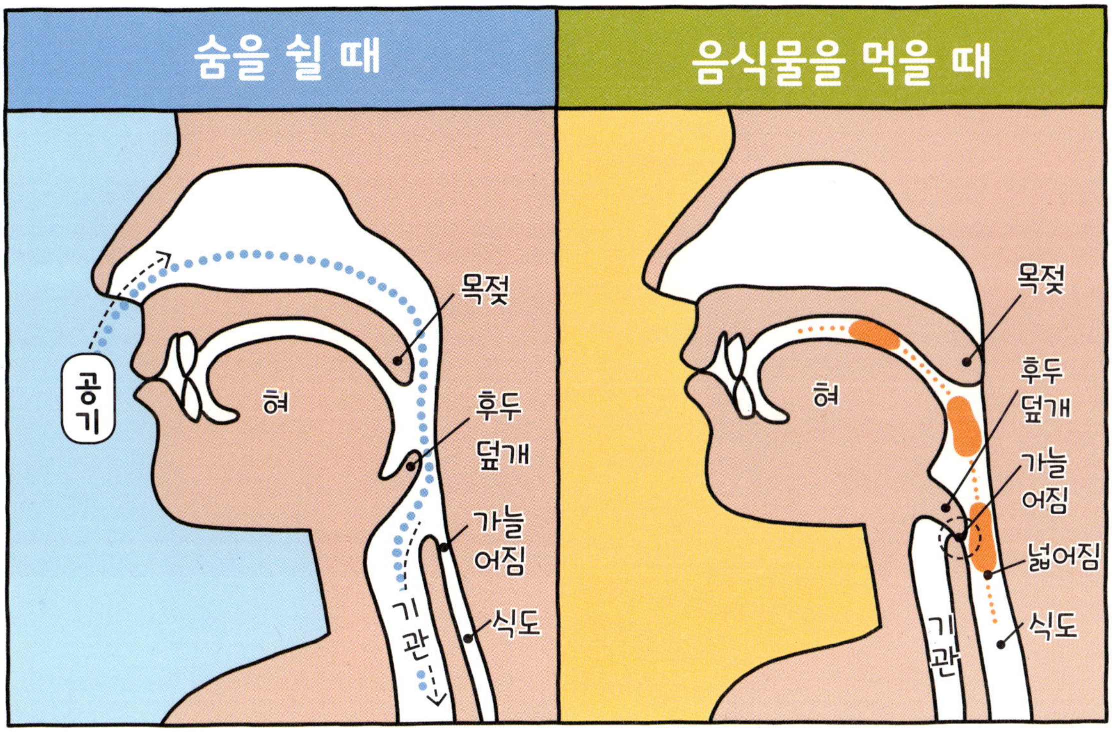

입안이 비어 있을 때 보통 식도 입구는 가늘게 닫혀 있는 모양이야. 반대로 기관 입구에 있는 '후두덮개'는 열려 있지.

음식물이 지나갈 때 식도 입구가 넓게 열리게 돼. 이때 음식물이 기관으로 잘못 들어가지 않도록 '후두덮개'가 닫히게 되지. 그리고 음식물이 모두 통과하면, 식도는 즉시 다시 가늘어져.

물구나무를 선 채로 우유를 마셔 본 적 있는 사람?

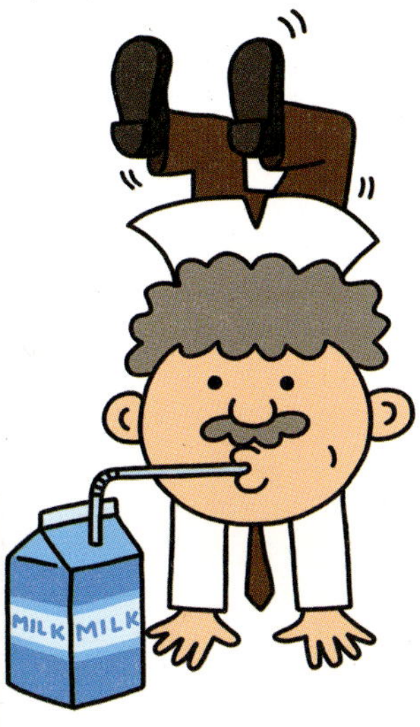

식도의 근육은 언제나 위를 향해 아래로 움직이기 때문이야. 그리고 음식물이 통과하면 바로 식도의 입구도 닫히기 때문에 삼킨 우유가 다시 입으로 돌아올까 봐 걱정하지 않아도 돼.

사람 vs 다른 생물의 몸속 전격 비교!!

새의 목에는 '주머니'가 있다고 해!

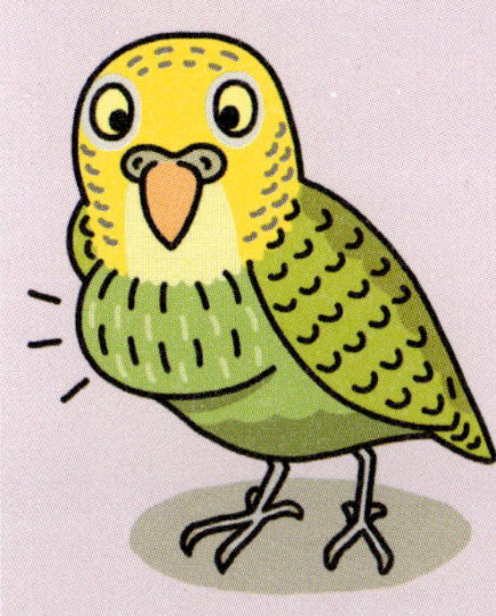

새는 식도에 '모이주머니'를 가지고 있는데, 이곳에 먼저 먹이를 저장한 후 조금씩 위로 내려 보낸다고 하네. 혹시 새를 키우고 있다면 먹이를 먹은 후 목 주위에 불룩한 곳을 살펴봐. 거기가 바로 '모이주머니'야!

무엇이든 녹이는 주머니

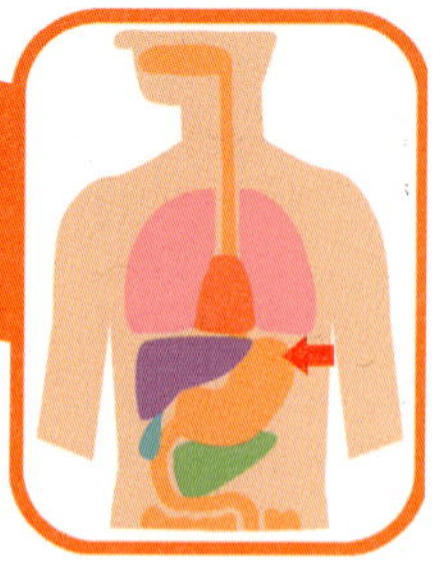

위

위는 주머니처럼 생겼는데, 위액을 분비하여 음식물을 녹이며 소화시키지. 고기류의 단백질은 위에 도착하면 죽처럼 변할 거야.

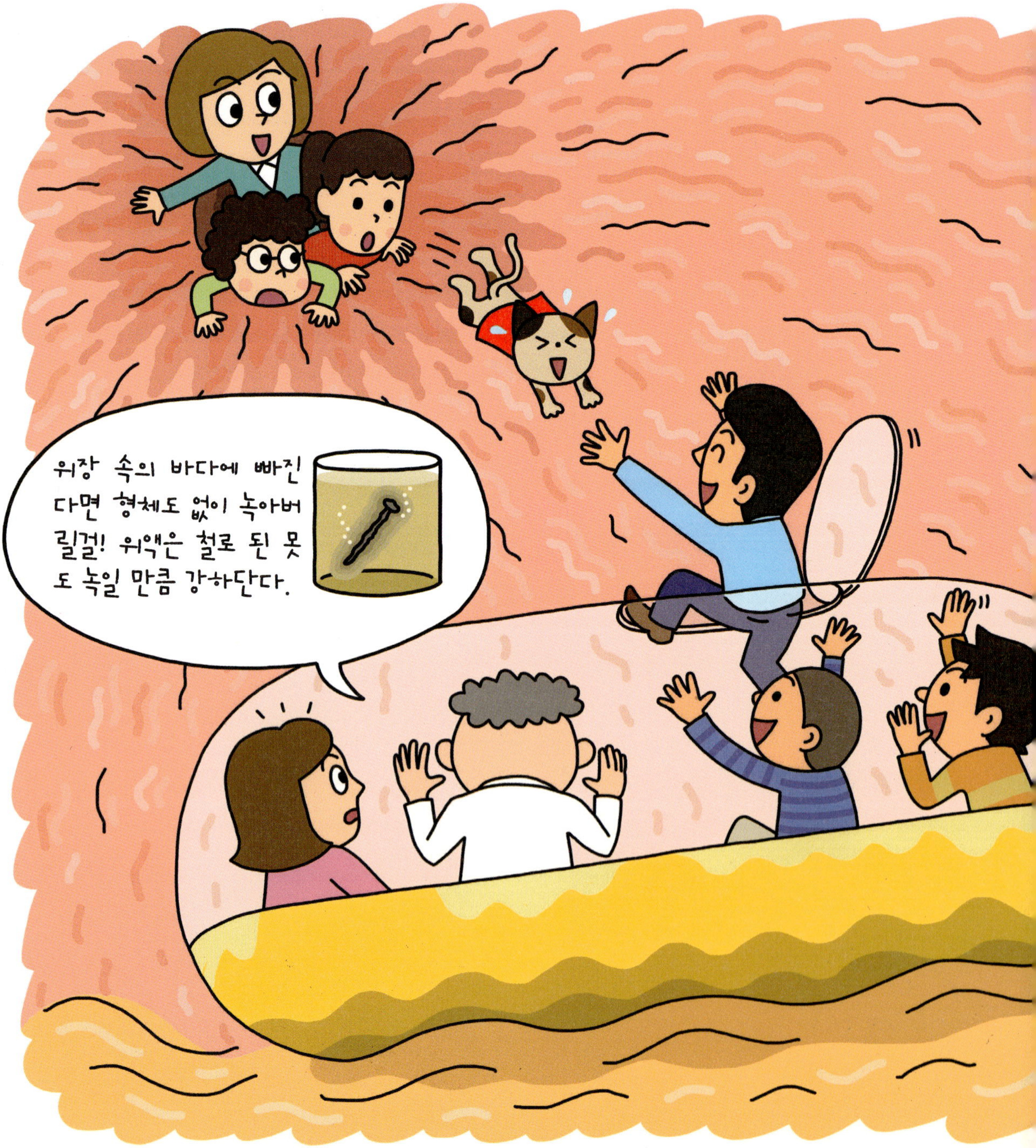
위장 속의 바다에 빠진다면 형체도 없이 녹아버릴걸! 위액은 철로 된 못도 녹일 만큼 강하단다.

위액이란 뭘까?

위에서 나오는 시큼하고 씁쓸한 '액(체)'을 말해. 위가 비어있을 때는 조금만 차 있다가, 음식물이 도착하면 계속해서 나와 양이 많아지지. 하루에 분비되는 위액의 양은 약 2 L! 1 L짜리 우유곽이 2개인 셈이지!

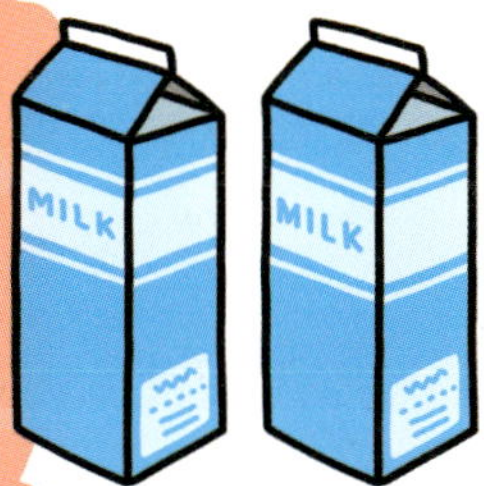

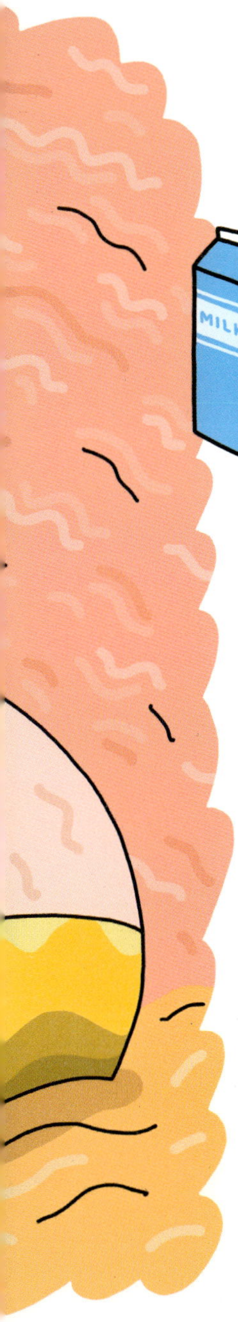

위액의 역할은 뭘까?

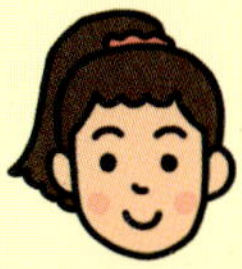

위액은 왜 나오는 거예요?

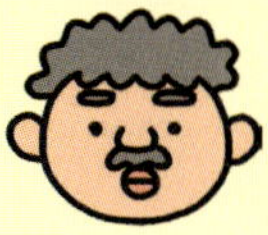

위액은 고기류(육류)뿐만 아니라 쇠못도 녹일 만큼 강력하기 때문에, 음식물에 붙어 있는 세균이나 몸에 침입한 바이러스를 무찌를 수 있단다.

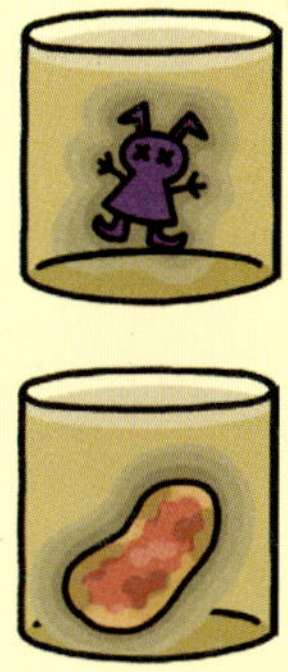

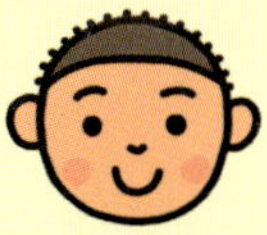

못도 녹일 수 있다면, 위도 녹이지 않을까요?

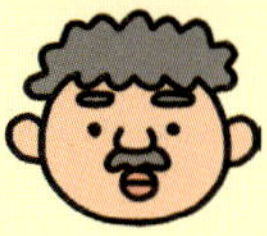

그 질문에 대답하기 위해서는 먼저 위액이 어떻게 만들어지는지 알아봐야겠구나.

위 안쪽에서 위액을 만드는 재료가 조금씩 나오는데, 그 상태에서는 녹이는 힘이 없단다. 그것들이 위 속에서 음식물 따위와 섞이면, 음식물이나 세균을 녹이는 강력한 상태로 변하게 되지. 이때, 못은 녹을지 몰라도 위의 겉면은 끈적끈적한 점액으로 덮여 있어서 위액이 직접적으로 닿지 않아. 즉, 위액이 위에 닿지 않게 보호되고 있는 거란다.

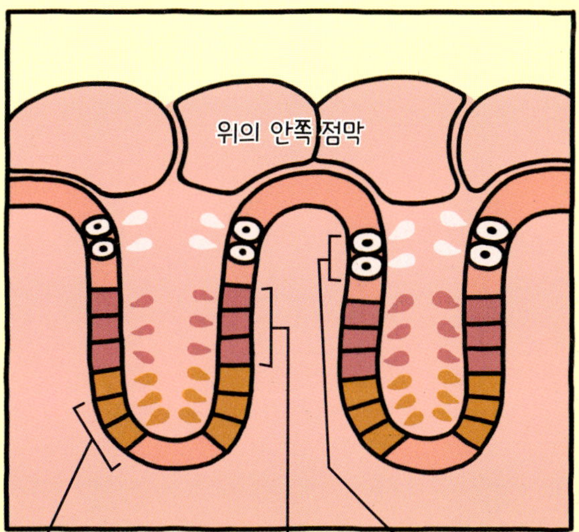

고기류를 녹이는 '액'을 만든다.

못도 녹일 만큼 강력한 '액'을 만든다.

위를 보호하는 끈적끈적한 점액을 만들어낸다.

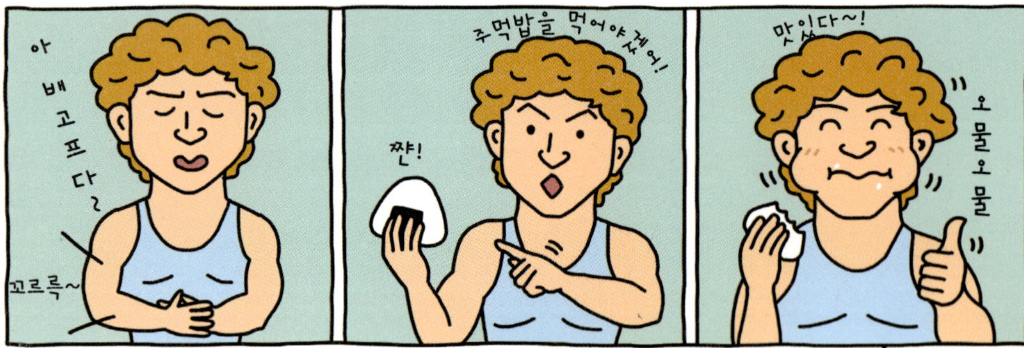
아 배고프다~
꼬르륵~
주먹밥을 먹어야겠어!
짠!
맛있다~!
오물오물

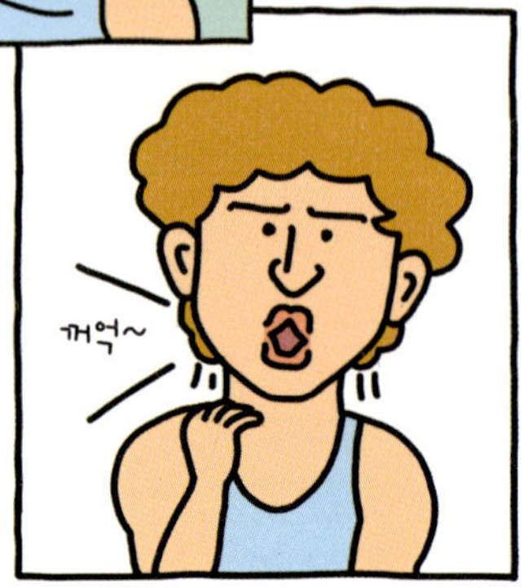
꺼억~

위는 자꾸 움직인대! 왜일까?

음식물과 위액을 잘 섞기 위해서지. 주머니 모양 위 전체가 물결치듯 움직여 위 속을 뒤섞어 음식물이 잘 소화되는 거야.

꺼억~! 트림은 왜 나오는 걸까?

위 속에서 들이마신 공기나 먹은 음식물에서 나온 가스가 차게 돼. 가스가 가득 차면 위의 입구가 확장되어 입으로 나오게 되고, 이것을 우리는 트림이라고 하는 거야.

30배나 부풀어 오른다고?!

위에는 주름이 아주 많아서, 평소에는 주먹만 하게 줄어들어 있다가 음식물을 먹은 후 주름이 펴지며 커지는 거야. 최대 30배까지!

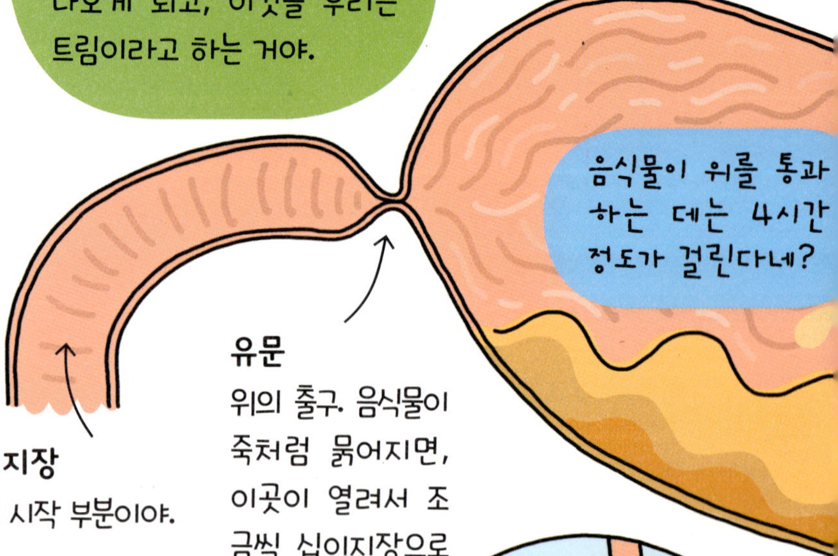

십이지장
장의 시작 부분이야.

유문
위의 출구. 음식물이 죽처럼 묽어지면, 이곳이 열려서 조금씩 십이지장으로 내려가게 돼.

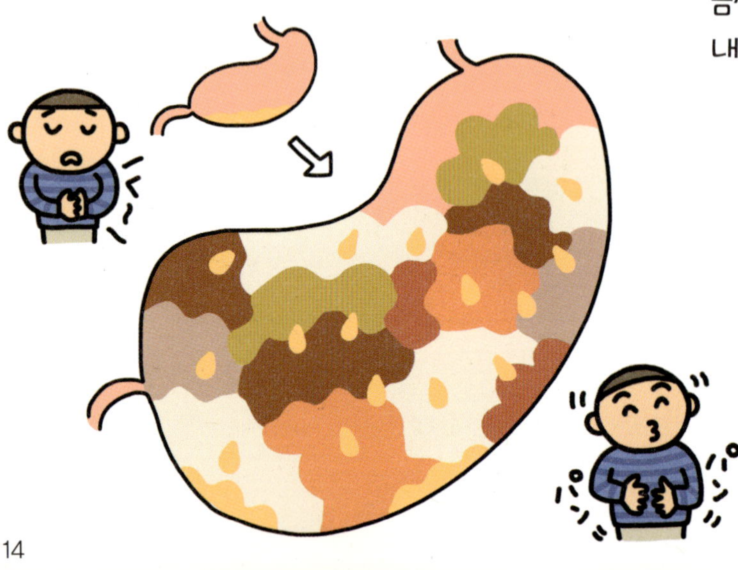

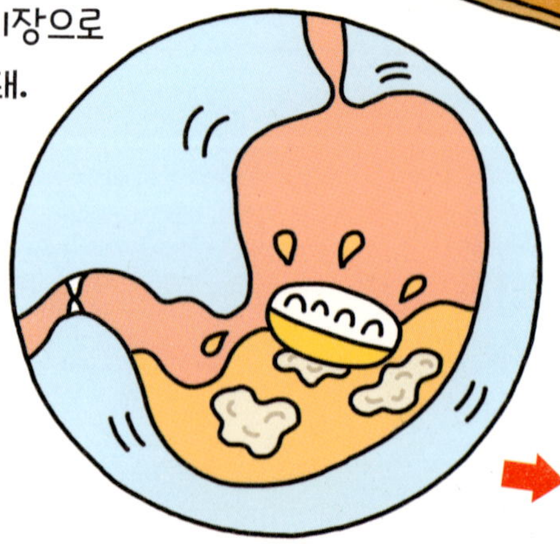

1. 음식물이 위에 도착하면 위액이 나오게 돼.

분문
위의 입구. 평소에는 닫혀 있기 때문에 음식물은 식도로 올라오지 않지.

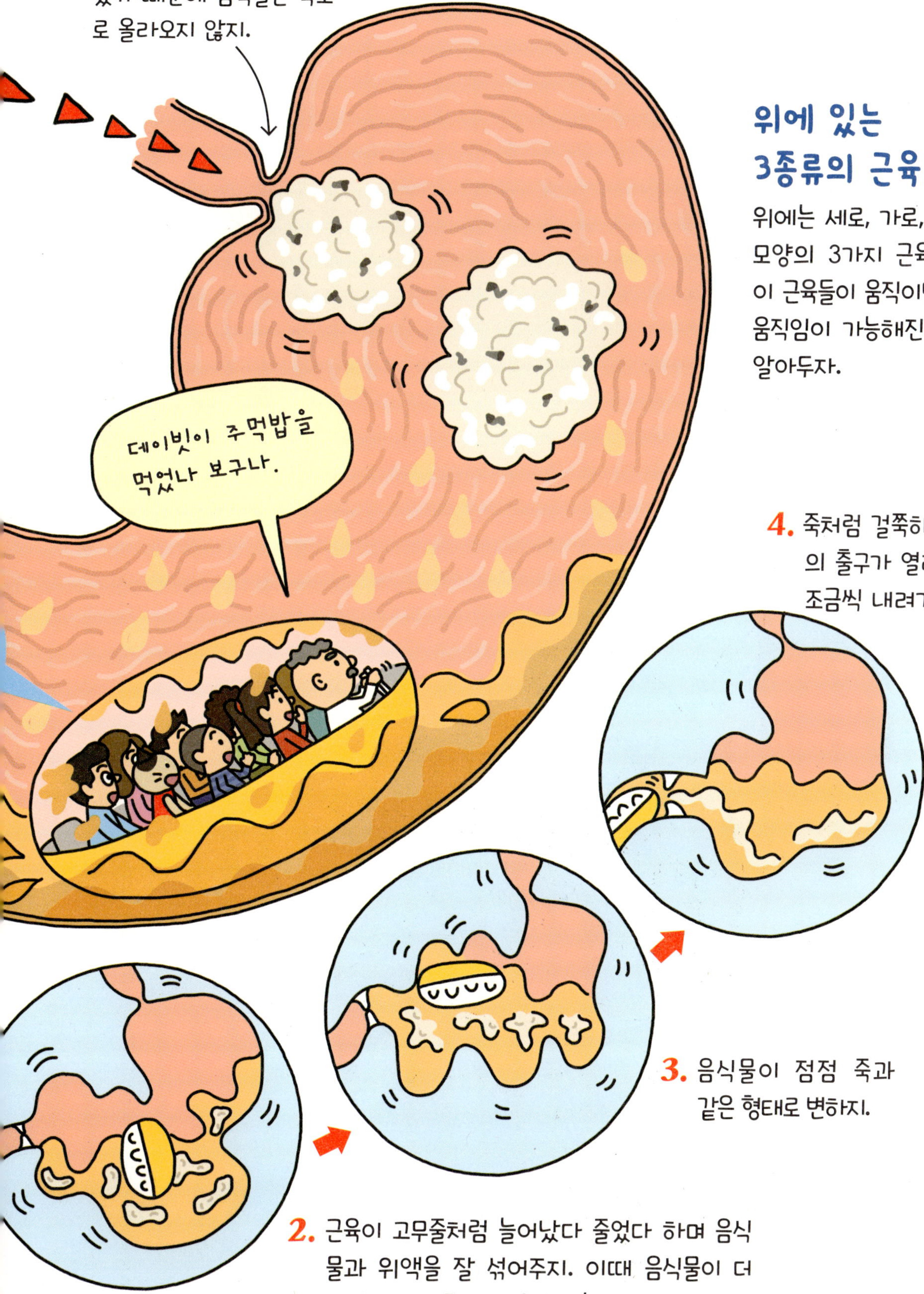

위에 있는 3종류의 근육!

위에는 세로, 가로, 비스듬한 모양의 3가지 근육이 있고, 이 근육들이 움직이면서 여러 움직임이 가능해진다는 것을 알아두자.

4. 죽처럼 걸쭉해지면, 위의 출구가 열리고 조금씩 내려가게 돼.

3. 음식물이 점점 죽과 같은 형태로 변하지.

2. 근육이 고무줄처럼 늘어났다 줄었다 하며 음식물과 위액을 잘 섞어주지. 이때 음식물이 더 자잘해져 소화하기 쉬워지는 거야.

장으로 이어지는 긴 터널

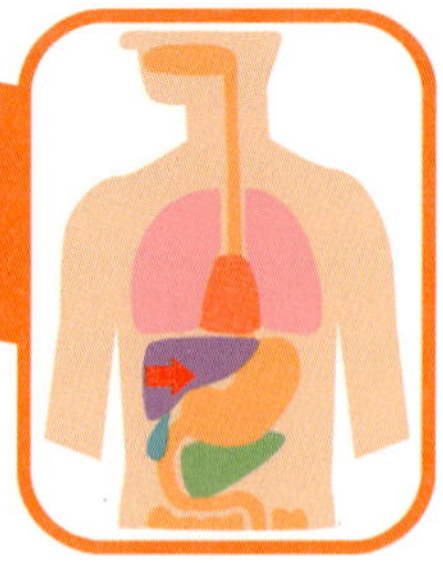

담낭・췌장・십이지장

위에서 빠져나온 음식물은 십이지장을 통해 장으로 향한다고 해. 그때 '담즙'과 '췌액'이라는 두 개의 '액'이 나타나서 소화를 도와준다고 하니 살펴보자.

담낭의 길이는 8 cm야.
담낭은 '담즙'이라는 '액'을 저장해둔 가지 모양의 주머니야. 여기서 나오는 담즙은 지방(고기류의 기름이나 버터 등)의 소화를 도와준대.

십이지장 길이는 25~30 cm!
위에서 내려온 음식물에 '담즙'이나 '췌액'을 섞는 장소야.

췌장의 길이는 15 cm야.
췌장에서는 '췌액'이라는 액을 분비하여 단백질(육류)이나 탄수화물(밥이나 빵)의 소화를 돕는대.

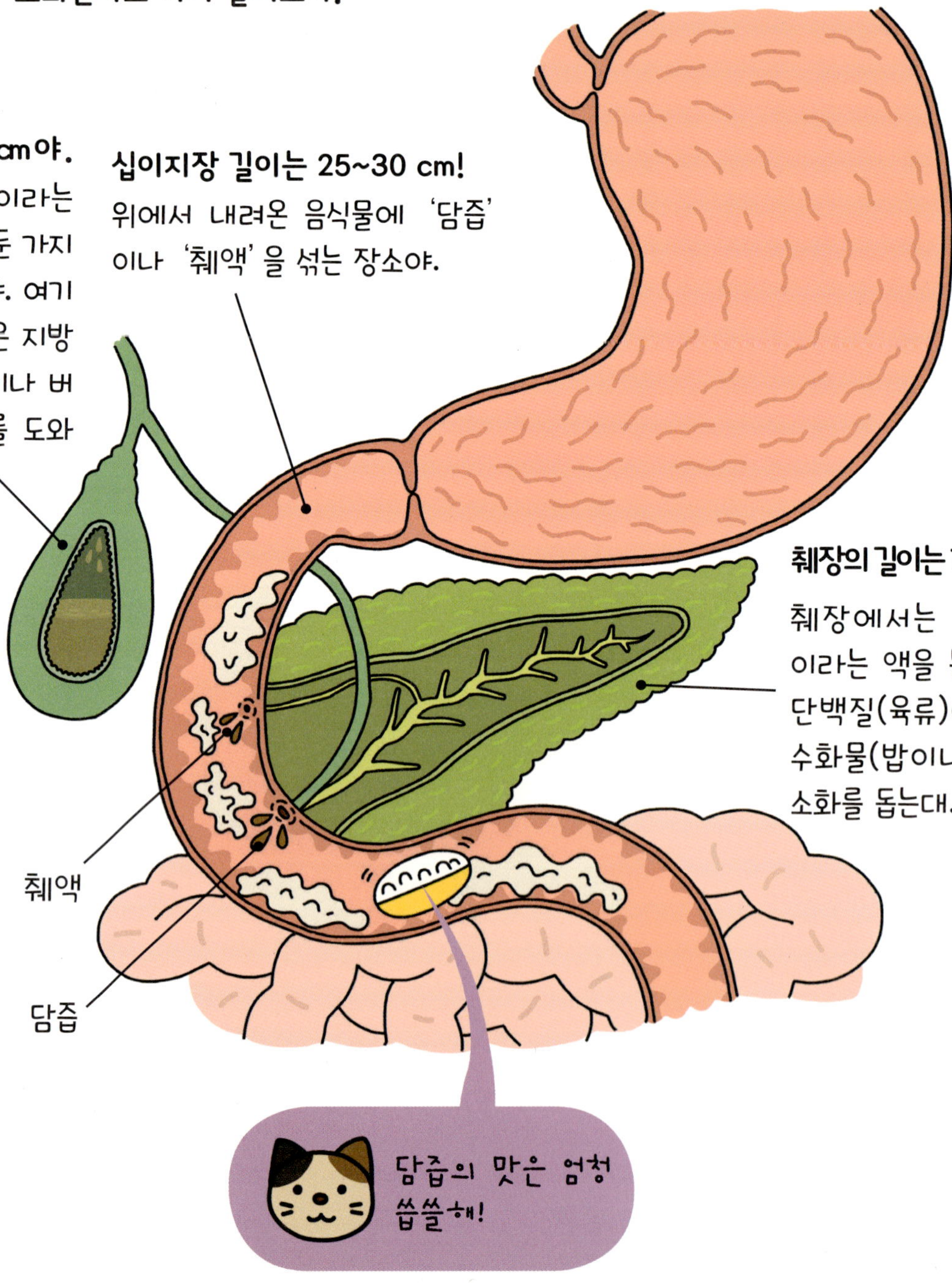

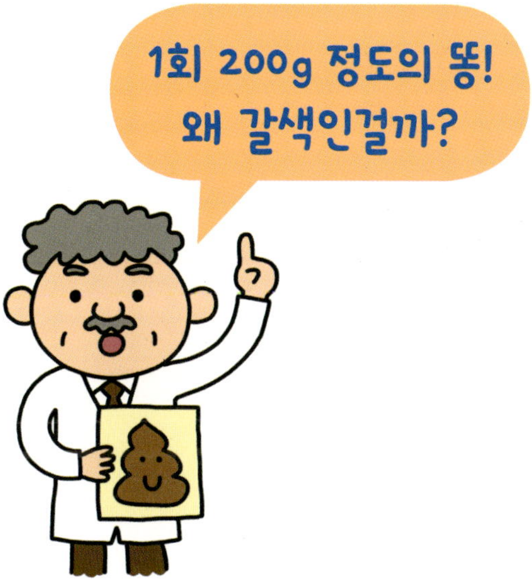

바로 '담즙'이 황토색이기 때문이지. 또한 냄새가 나는 이유는 장 속의 세균이 음식물 안 가스를 먹이로 삼아서 또 가스를 만들어내기 때문이란다.

사람 vs
다른 생물의 몸속 전격 비교!!

새의 위에는 '모래'가 있다고?!

새는 부리만 있고 이빨이 없어. 대신 모래가 들어있는 주머니가 있는데 그 주머니를 '모래주머니'라고 해. 새는 '모래주머니'에 먹이를 먹다가 함께 삼킨 모래를 토하지 않고 저장해. 그 다음 두툼한 근육으로 모래주머니를 움직여서 먹이를 갈아 부수지. 닭이 가끔 모래를 주워 먹는 모습을 볼 수 있는 것은 바로 이러한 이유에서야.

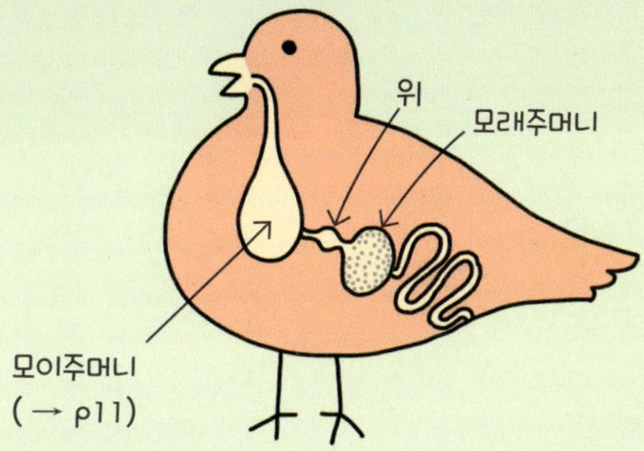

사람 vs
다른 생물의 몸속 전격 비교!!

소의 위에 짚신벌레가 살고 있다고?

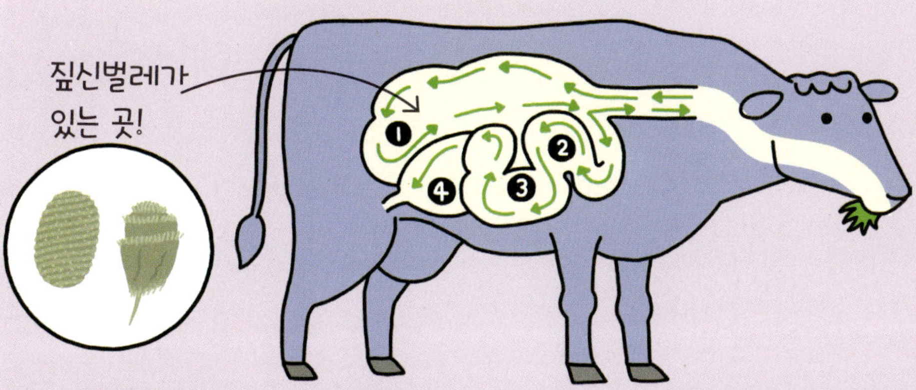

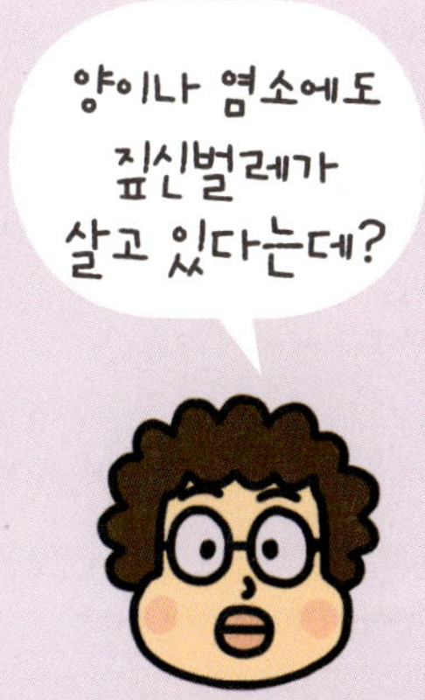

소의 위는 모두 4개로 나뉘어져 있어.
첫 번째 위에는, 짚신벌레 류가 있어서 소가 먹은 풀을 분해해줘. 벌레 수는 소 한 마리당, 400~1,000억 마리나 된다고 해. 이 벌레는 위액을 만나면 죽어버리기 때문에, 첫 번째 위에서는 위액이 나오지 않아.
두 번째 위와 세 번째 위에서 풀을 더 잘게 부수어 소화를 하고, 마침내 네 번째 위에서 위액이 나오고, 이미 잘게 부서진 풀을 더욱 죽처럼 만들어버리지.

폭신폭신 · 빙글빙글 미로

소장

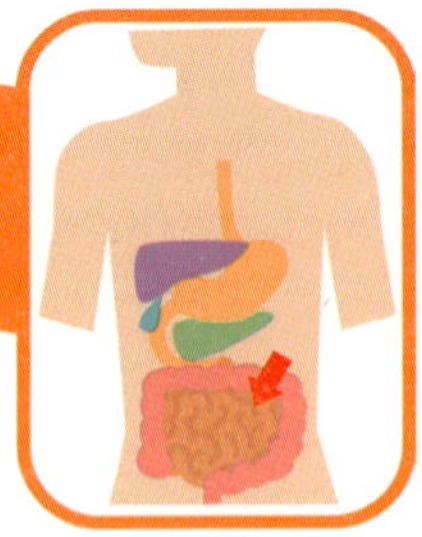

소장은 내장 중에서 가장 기다란 관으로, 뱃속에 돌돌 말려있지. 이곳을 지나가는 동안 음식물의 영양소가 대부분 흡수되니까 소화의 주역이라고 할 수 있어.

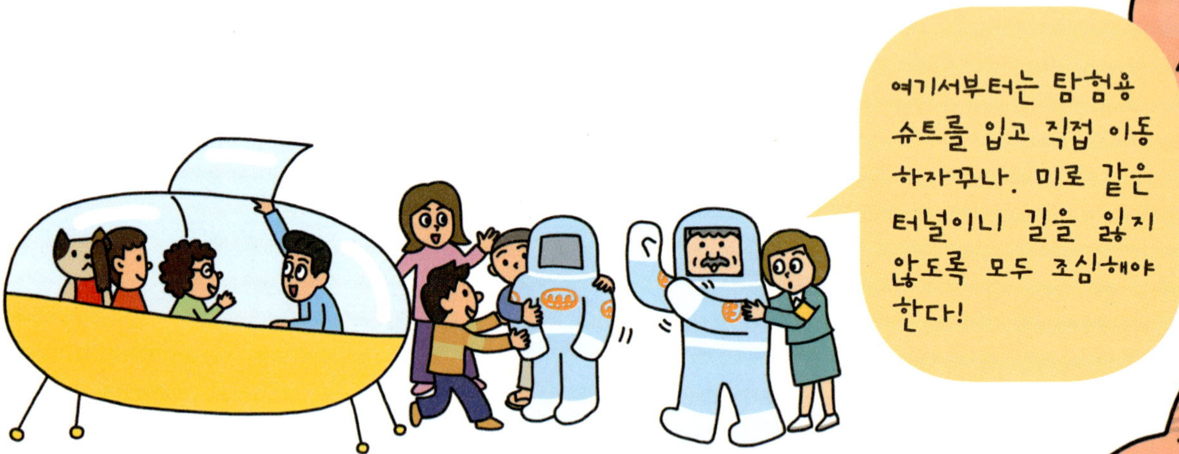

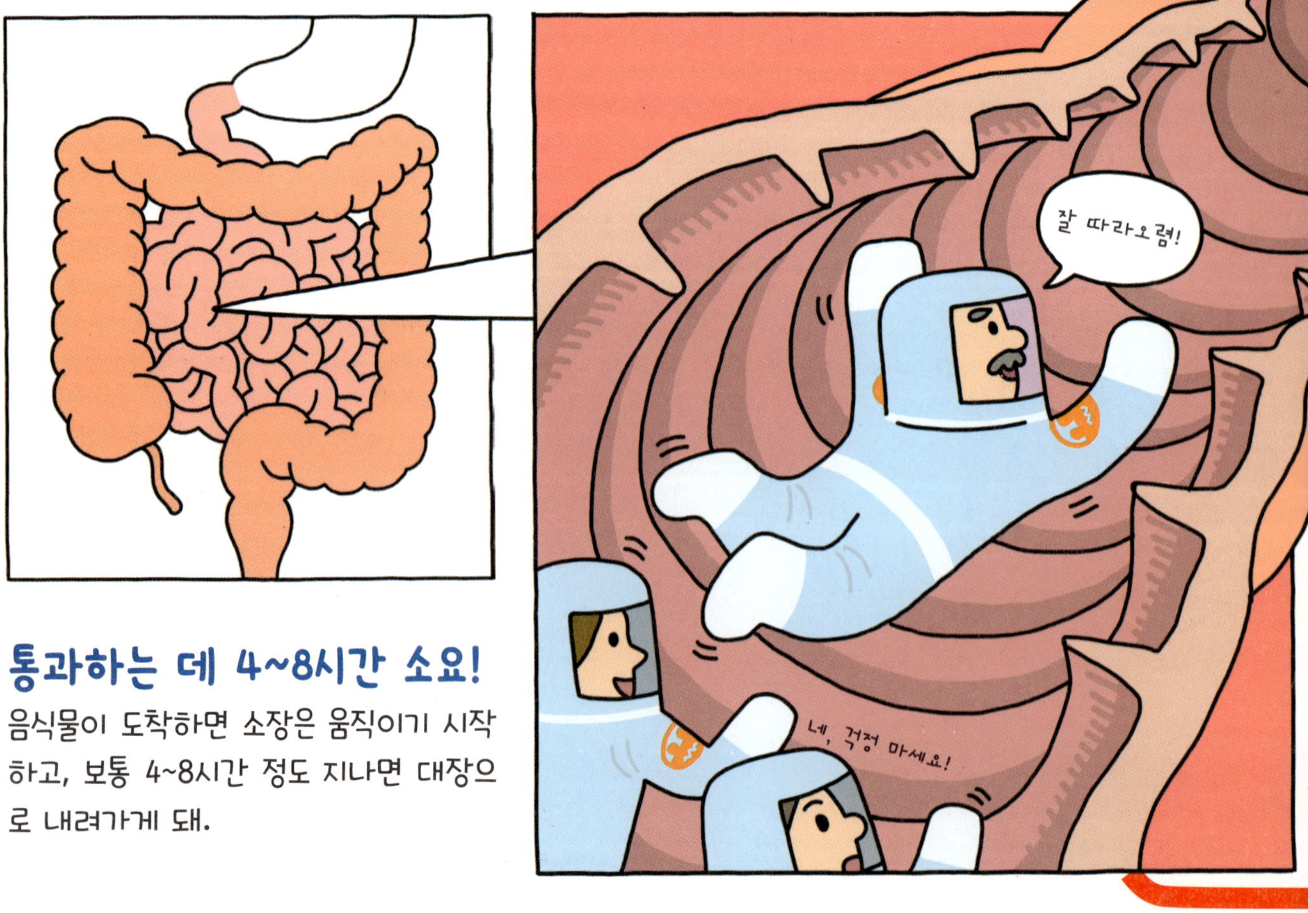

통과하는 데 4~8시간 소요!

음식물이 도착하면 소장은 움직이기 시작하고, 보통 4~8시간 정도 지나면 대장으로 내려가게 돼.

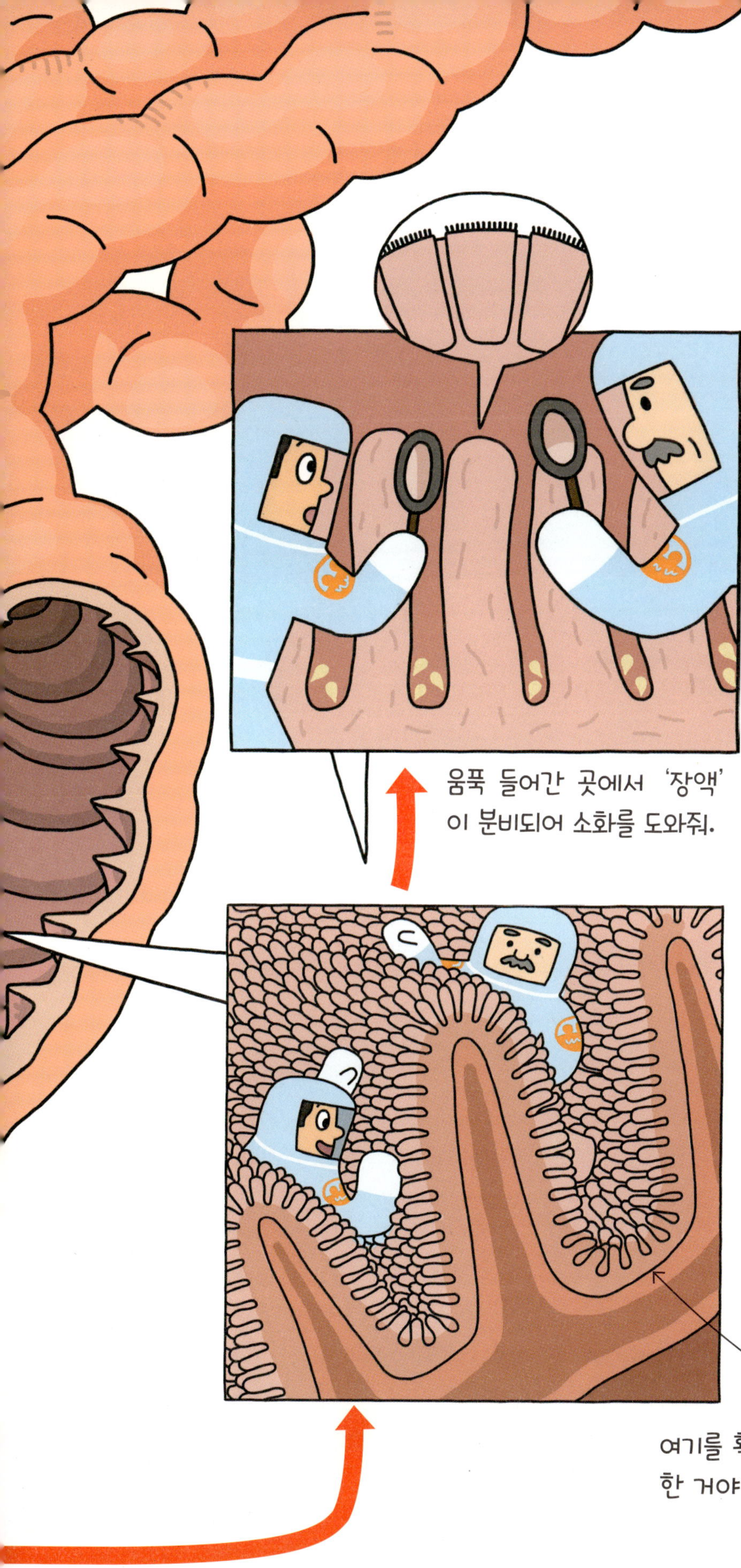

털 위에 털, 또 털이 있다!

소장의 점막에는 '융모'라는 털이 있는데, 그 위에는 더 작은 털이 아주 많이 있다고 해. 이 털들은 왜 있는 걸까? 바로 털이 많을수록, 영양소를 흡수할 공간이 늘어나기 때문이야. 또한 융모 속에는 아주 미세한 혈관이나 림프관이 있어서, 영양소를 충분히 흡수하고 운반할 수 있어.

안쪽까지 이어지는 고리 모양의 주름

소장의 안쪽에는 원으로 된 주름이 이어져 있단 걸 알고 있어? 이것을 '융모'라고 부르는데, 길이 1 mm 정도의 작은 털이 고리처럼 연결된 모양이래. 융모는 한두 개가 아니라 소장의 안쪽을 빽빽하게 덮고 있어.

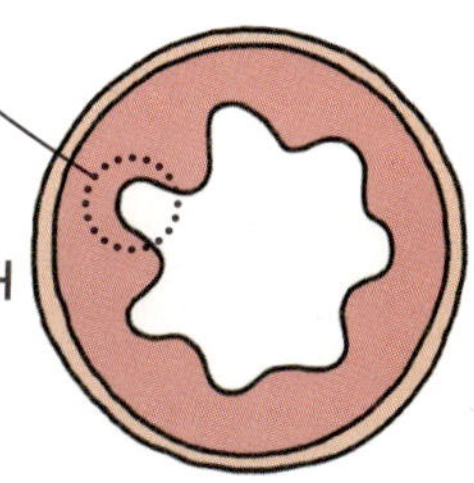

빙글빙글 돌아서, 6미터

소장은 돌돌 말린 채로 뱃속에 가득 차 있는데, 펼치면 6~7㎙나 된다고 해. 죽처럼 걸쭉해진 음식물은 소장에서 만들어진 '장액' 때문에 더욱 분해되고, 그 상태로 소장 안을 왔다 갔다 하면서, 천천히 나아가게 돼.

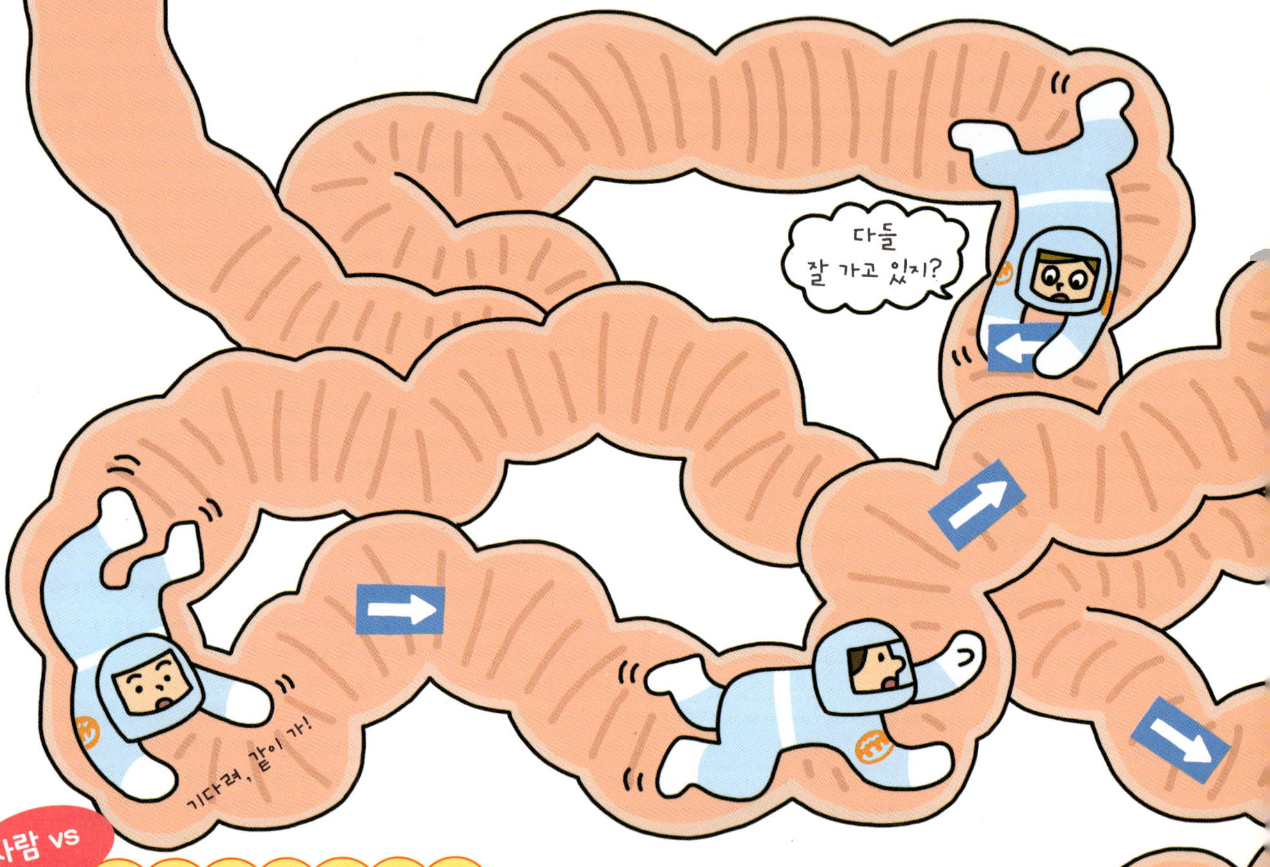

사람 vs

다른 생물의 몸속 전격 비교!!

동물들의 소장 길이는 어떨까?

사자: 7㎙(몸길이의 4배)

양: 31㎙(몸길이의 25배)

인간: 6~7㎙(키의 4~5배)

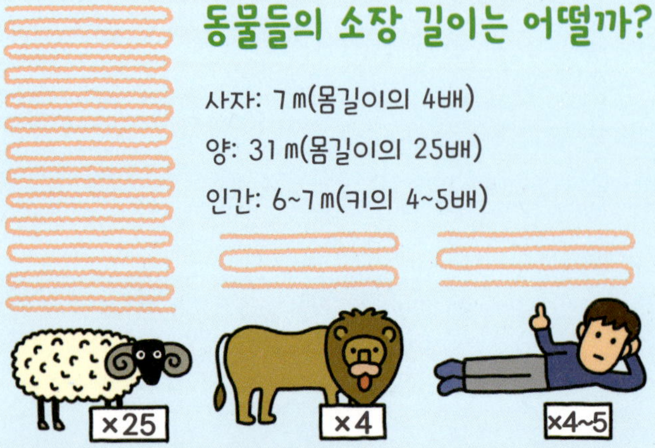

동물의 소장 길이는 무엇을 주식으로 하는지에 따라 달라지지. 사자나 호랑이 등 다른 동물을 잡아먹는 동물은 짧은 소장을, 소나 양 등 풀을 먹는 동물은 기다란 소장을 갖고 있어.

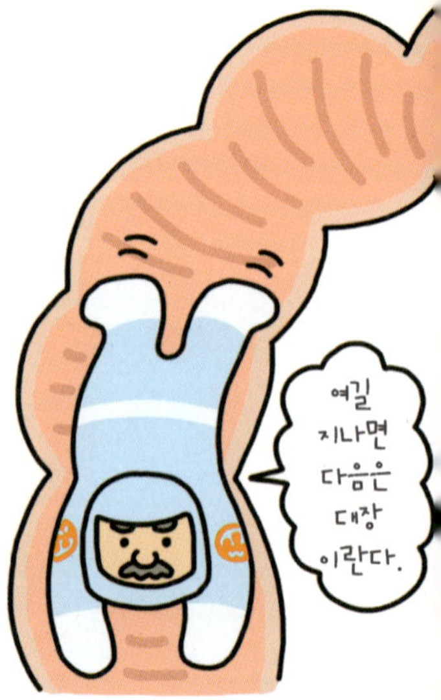

뱃속에 테니스 코트가 있다고!?

만약 융모나 그 위의 미세한 털을 모두 평평하게 펼친다면, 테니스 코트 넓이만큼이나 된다고 해. 영양소를 잘 흡수하려면 넓을수록 좋기 때문이야. 이 많은 융모와 털들이 소장 안을 융단처럼 폭신폭신하게 만들지.

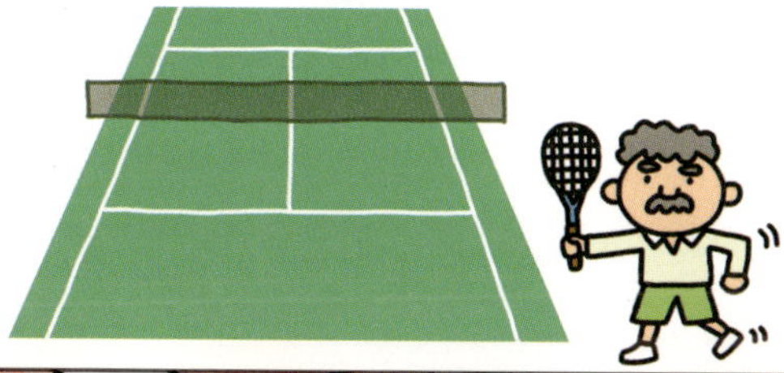

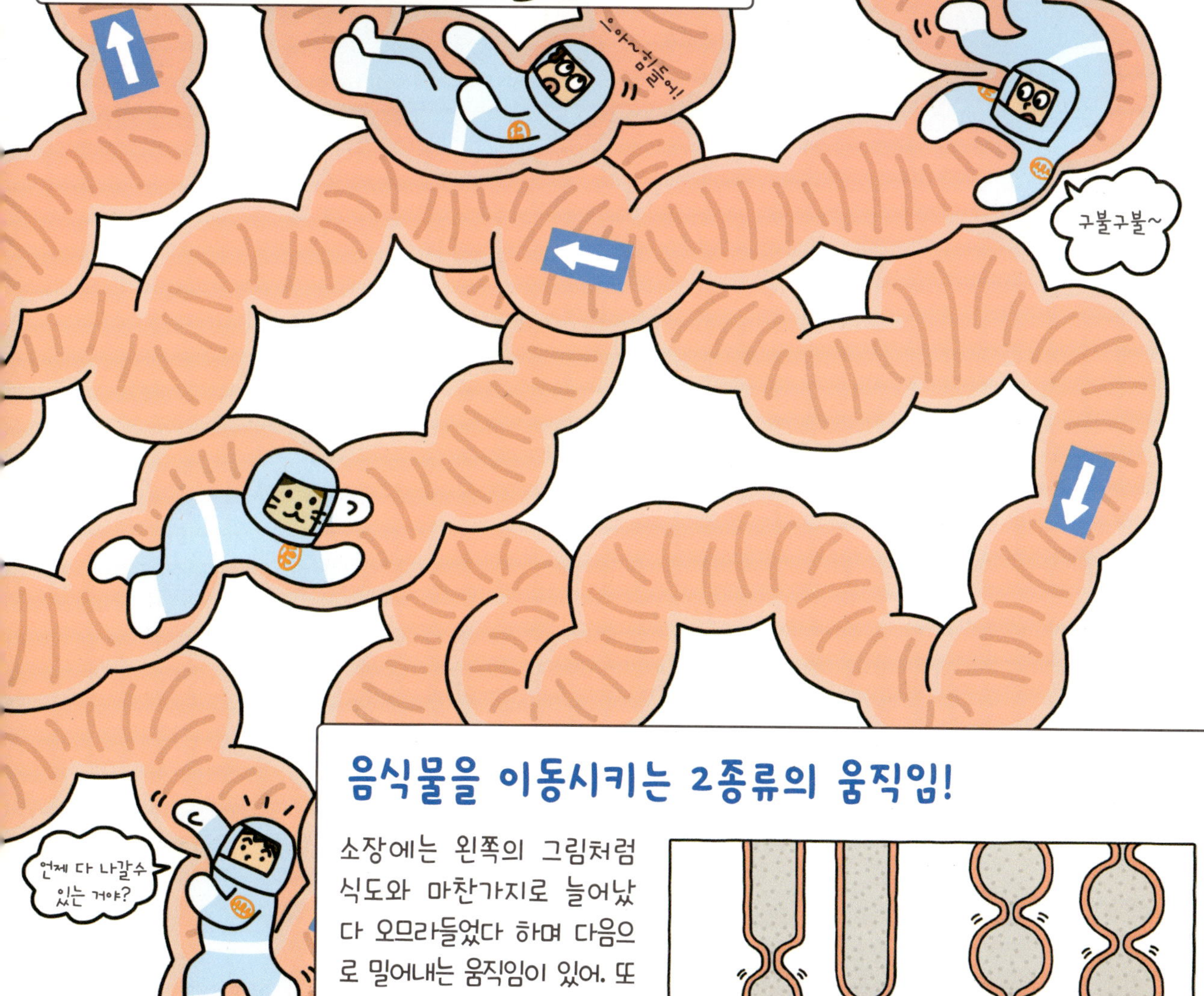

음식물을 이동시키는 2종류의 움직임!

소장에는 왼쪽의 그림처럼 식도와 마찬가지로 늘어났다 오므라들었다 하며 다음으로 밀어내는 움직임이 있어. 또한 오른쪽의 그림처럼 염주알처럼 나뉘어 그 안에서 늘어났다 오므라 들었다 하는 움직임도 있지. 이 2가지 종류의 움직임이 있어 음식물은 천천히 대장으로 나아가게 돼.

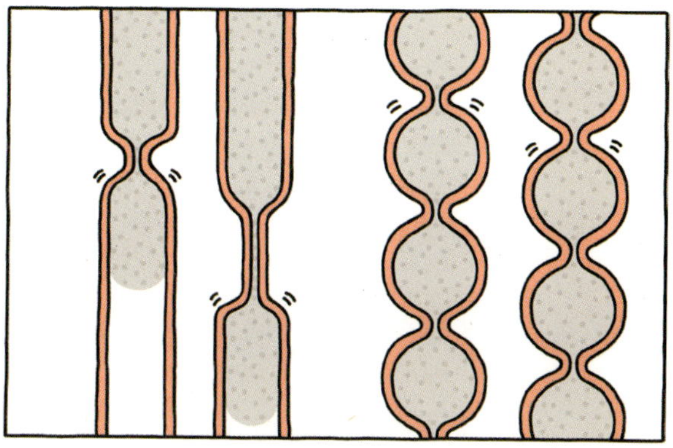

음식물이 지나가는 마지막 터널

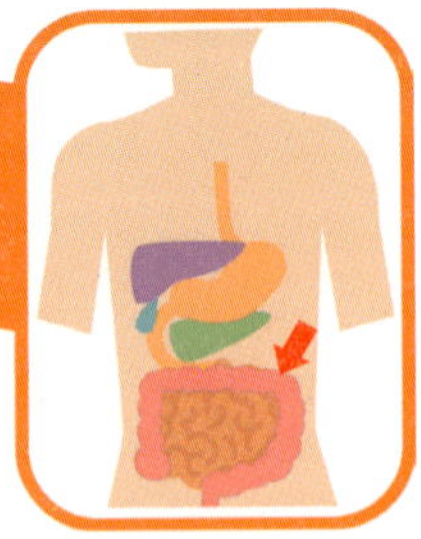

대장

소장을 거쳐 음식물이 마지막으로 지나가는 장소가 대장이야 .
길이는 1.5 m 정도로, 소장보다 넓고 짧은 특징이 있어. 역할은?
도착한 음식물에서 수분을 흡수한 후 대변을 만드는 것이지.

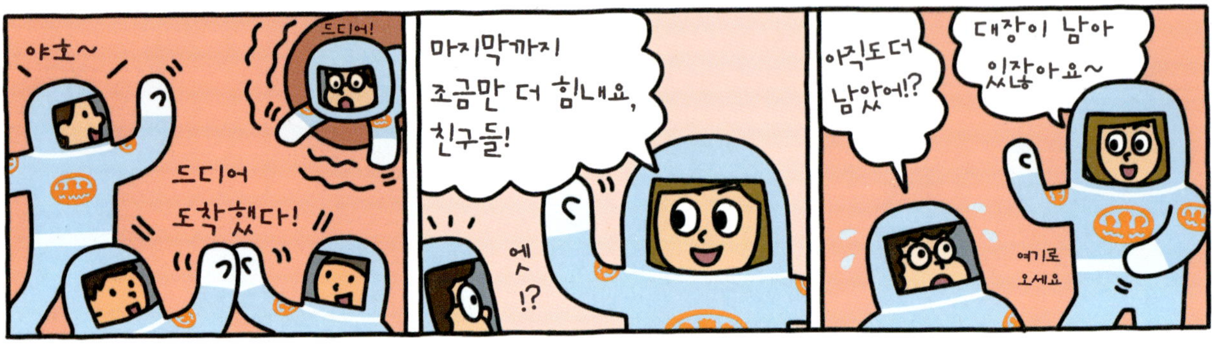
야호~
드디어!
드디어 도착했다!
마지막까지 조금만 더 힘내요, 친구들!
엣!?
아직도 더 남았어!?
대장이 남아 있잖아요~
여기로 오세요

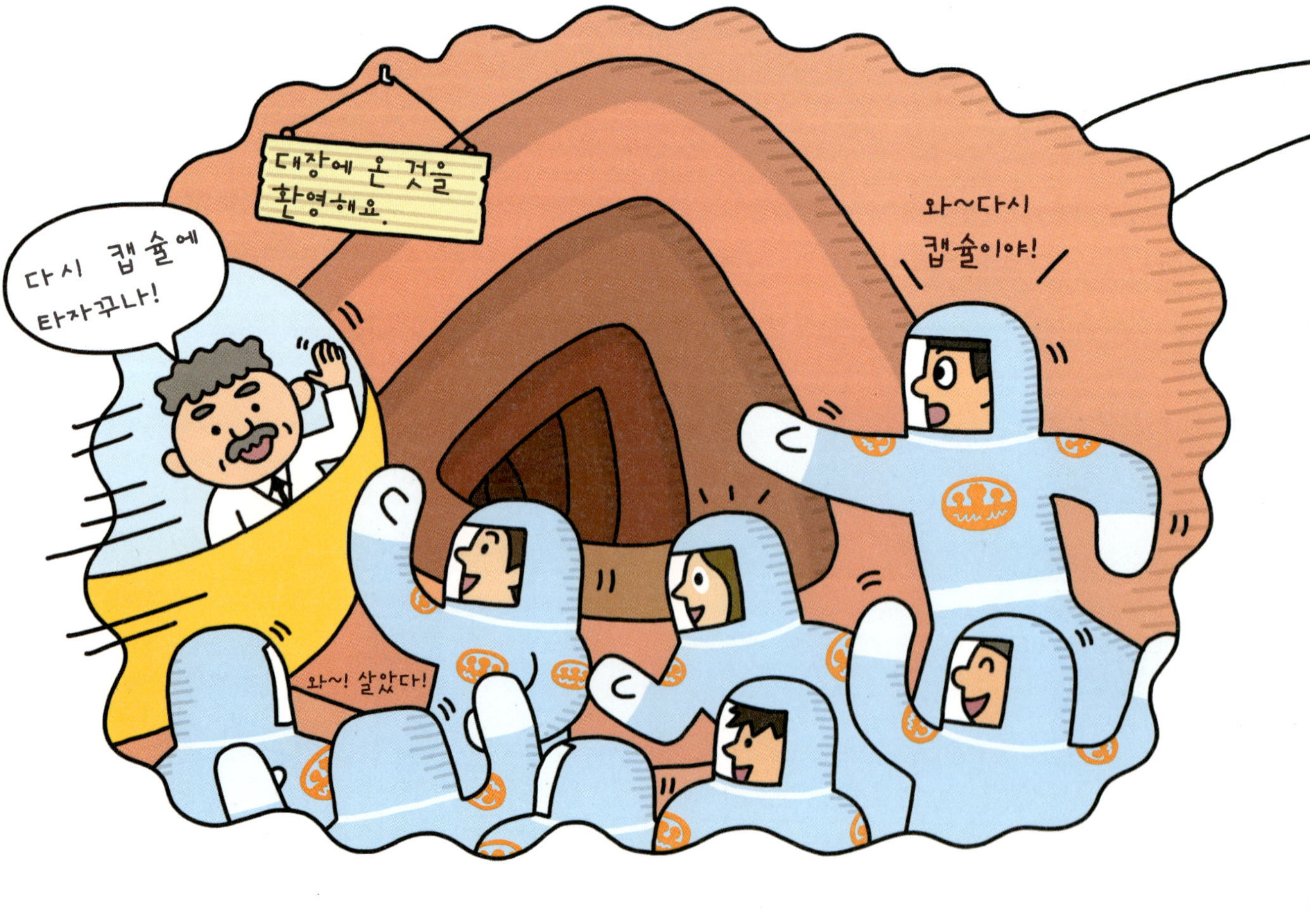
대장에 온 것을 환영해요.
다시 캡슐에 타자꾸나!
와~다시 캡슐이야!
와~! 살았다!

대변이 만들어지는 과정

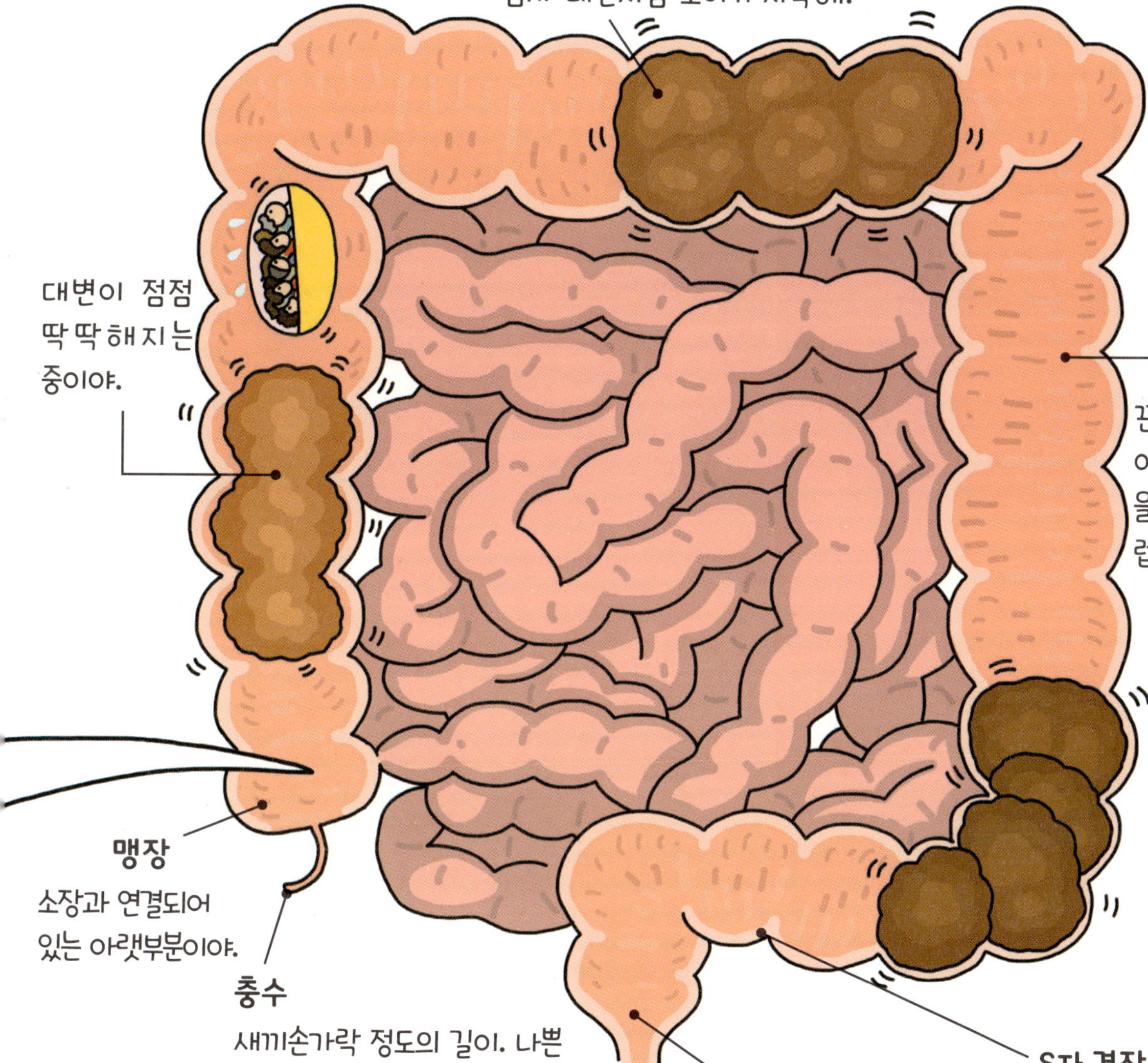

사람 vs 다른 생물의 몸속 전격 비교!!

풀을 먹고 사는 초식동물의 맹장은 매우 커다랗지. 코알라의 맹장은 특히 거대한데, 유칼리 나뭇잎에 있는 '독'이 이곳에서 분해되기 때문에 유칼리 잎을 먹어도 탈이 나지 않는다고 해.

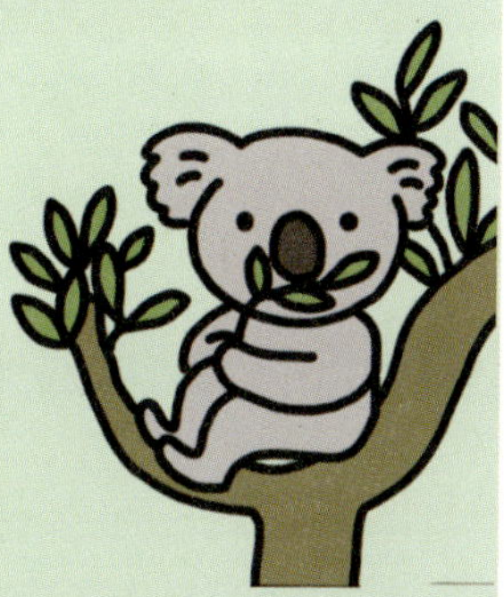

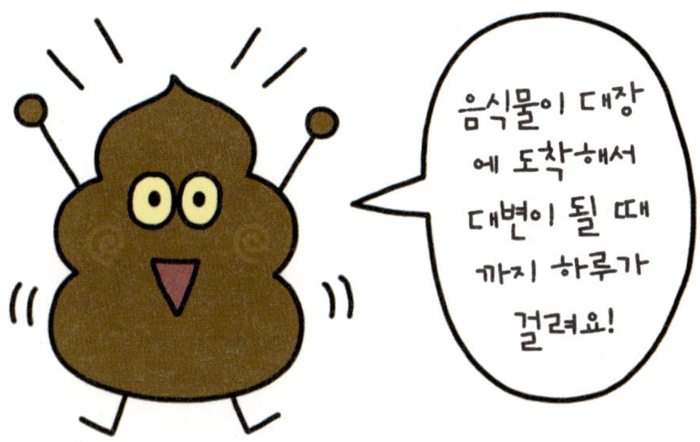

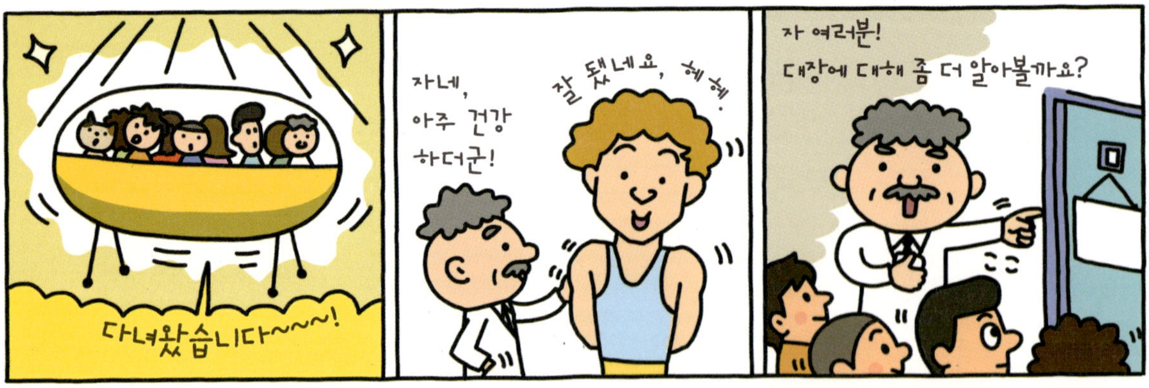

세균이 500가지나 살고 있다니!

대장 안에는 500가지 세균이 살고 있어. 모두 합하면 100조 마리나 되고, 무게는 1~1.5 kg이나 된다니 어마어마하지? 하지만 세균이라고 해서 무조건 나쁜 것은 아닌 게, 대장을 도와줘서 몸 상태를 조절하는 세균도 있기 때문이야.

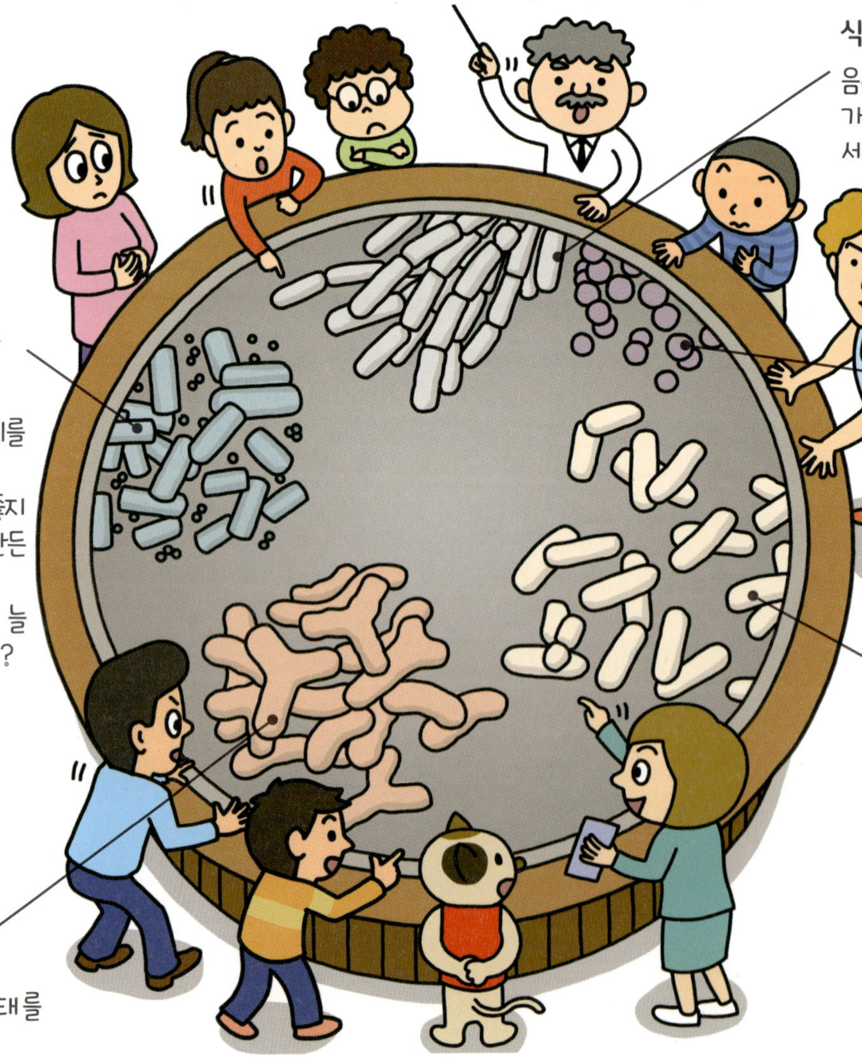

세균은 언제나 서로 편을 갈라 다투고 있어!

세균에는 몸에 좋은 '착한 균'과 나쁜 '나쁜 균'이 있는데, 서로 세력을 확장하기 위해 언제나 싸우고 있어. 건강할 때는 좋은 세균이 많지만, 몸이 약해지면 나쁜 세균이 많아져서 건강이 나빠지는 거야.

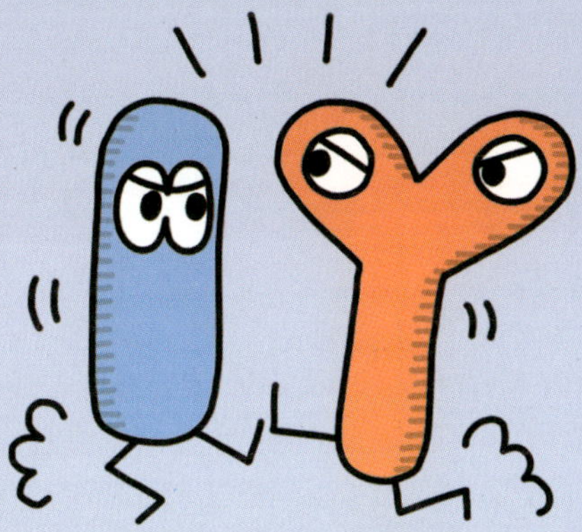

나쁜 세균도 필요할까?

공기 중이나 음식물에는 다양한 세균이 존재하고 있어서, 매일 우리 몸으로 들어오게 돼. 하지만 장 속에 나쁜 세균이 있기 때문에 우리 몸속에서 스스로를 지키려는 구조가 끊임없이 작동하고 있지. 따라서 외부 세균이 들어와도 건강을 유지할 수 있어.

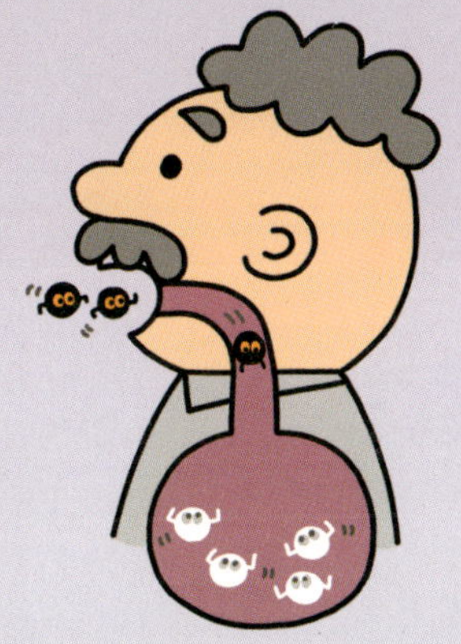

대변의 절반은 죽은 세균!

대변의 절반은 음식물 찌꺼기지만, 나머지 반은 죽은 세균이래. 그 밖에도 오래되어 벗겨진 소장이나 대장의 조각들도 일부 들어가 있다고 해.

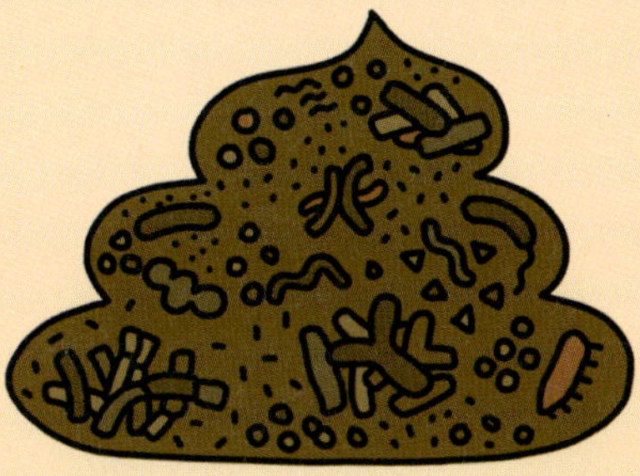

방귀는 왜 나오지?

방귀의 대부분은 코와 입으로 들이마셨던 공기야. 그 외에 장 속의 세균이 만든 가스도 있는데, 가스가 많이 쌓이면 엉덩이를 통해 밖으로 내뿜게 되는 것이지. 만약 메탄가스가 많이 들어간 방귀에 성냥이나 라이터를 켜서 가까이 대면 불이 붙는다니 신기하지?

마이크로 여행 2

혈관을 타고 돌아다니는 여행

캡슐에서 나와 직접 탐험복을 입고 이동하기도 하고, 위와 장의 탐험은 정말 재밌었어. 지금부터는 심장과 폐로 새로운 탐험을 떠날거야. 함께 가자!

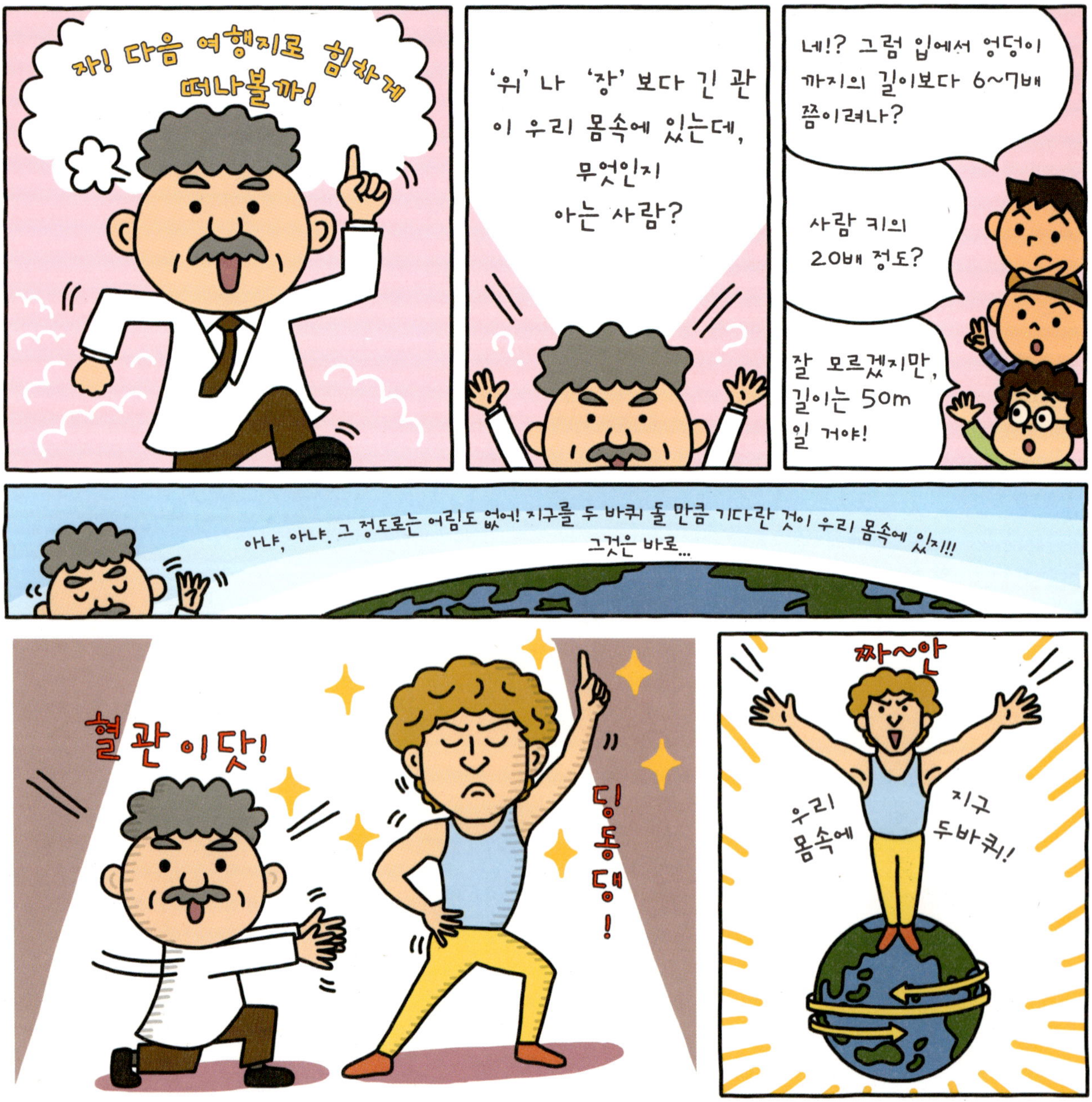

자! 다음 여행지로 힘차게 떠나볼까!
'위' 나 '장' 보다 긴 관이 우리 몸속에 있는데, 무엇인지 아는 사람?
네!? 그럼 입에서 엉덩이까지의 길이보다 6~7배쯤이려나?
사람 키의 20배 정도?
잘 모르겠지만, 길이는 50m일 거야!
아냐, 아냐. 그 정도로는 어림도 없어! 지구를 두 바퀴 돌 만큼 기다란 것이 우리 몸속에 있지!!! 그것은 바로...
혈관이닷!
딩동댕!
짜~안
우리 몸속에
지구 두바퀴!

혈관 지도

혈관은 혈액을 보내는 관인데, 몸 구석구석까지 자리 잡고 있어. 혈관을 모두 연결하게 되면 총 길이가 9만~10만 km나 된다니 정말 길지? 심장에서 나온 혈액은 동맥→모세혈관→정맥의 순서로 몸속을 돌아 심장으로 되돌아와. 그 다음 폐로 보내지고, 폐를 빙빙 돌아서 다시 심장으로 돌아오는 거야.

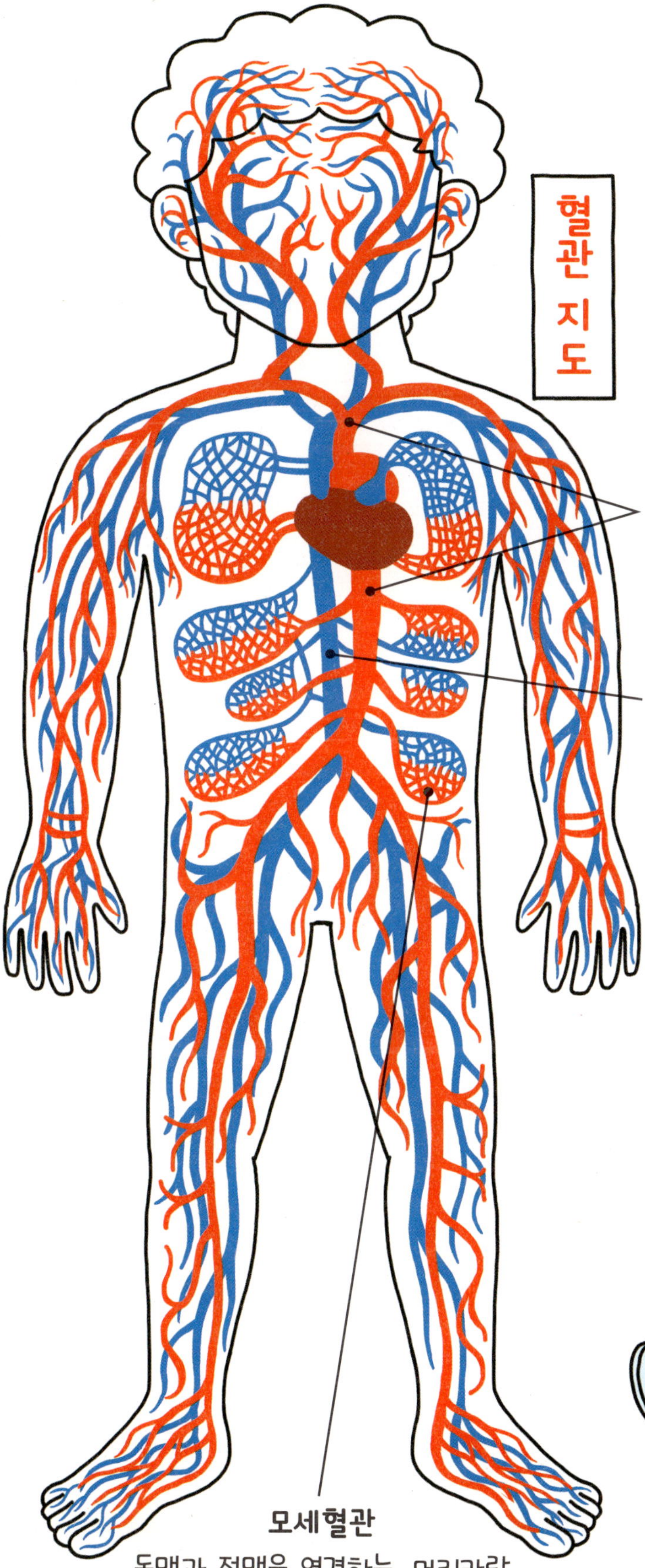

동맥

심장에서 몸속(전신)으로 피를 보내주지.

정맥

몸속(전신)에서 심장으로 피를 돌려보내주지.

모세혈관

동맥과 정맥을 연결하는, 머리카락보다도 가느다란 혈관이야. 몸 구석구석에 그물망처럼 퍼져 있어.

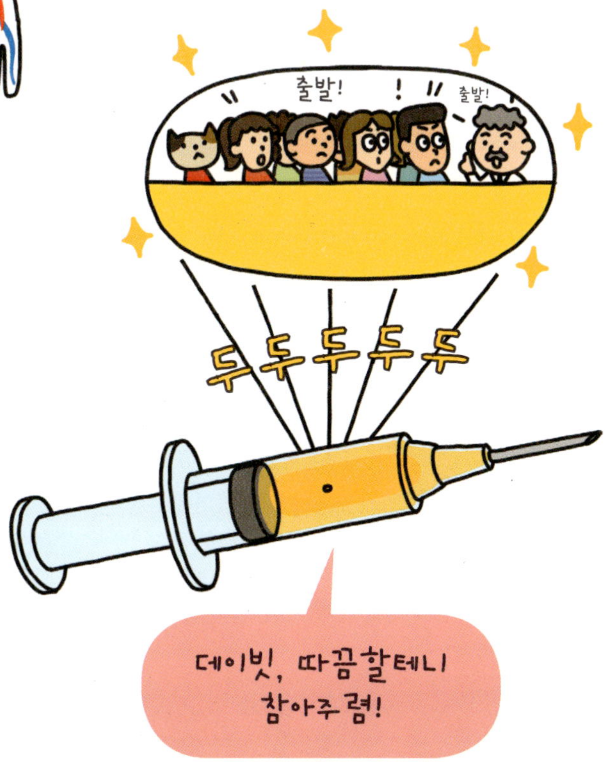

끊임없이 움직이는 펌프

심장

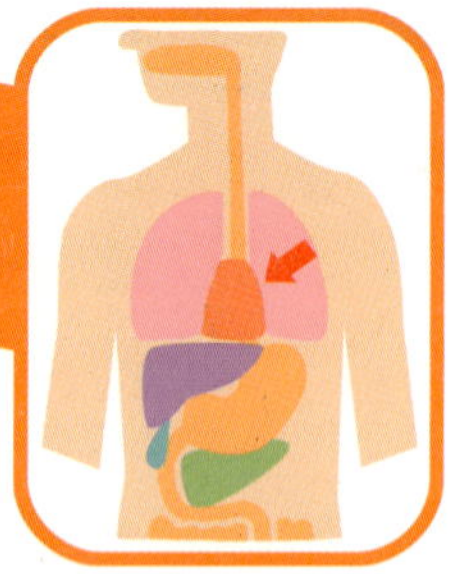

심장은 가슴 한가운데에 자리 잡고 있어. 하루 종일 움직이며 절대 쉬지 않는다니 대단하지? 수축과 확장을 반복하면서 몸속으로 혈액을 보내주는 역할을 맡고 있어.

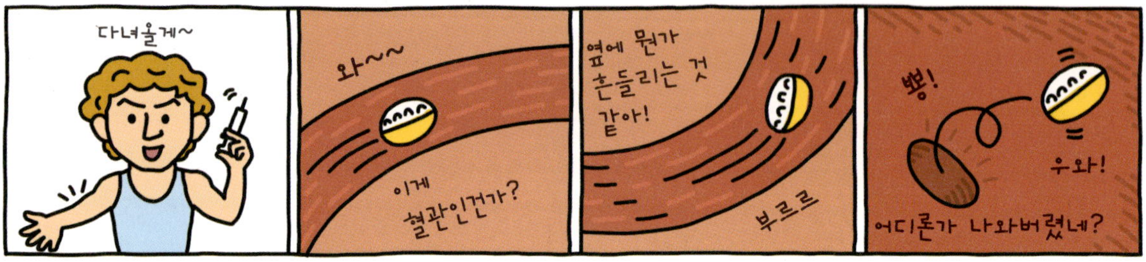
다녀올게~
와~~
이게 혈관인건가?
옆에 뭔가 흔들리는 것 같아!
부르르
뿅!
우와!
어디론가 나와버렸네?

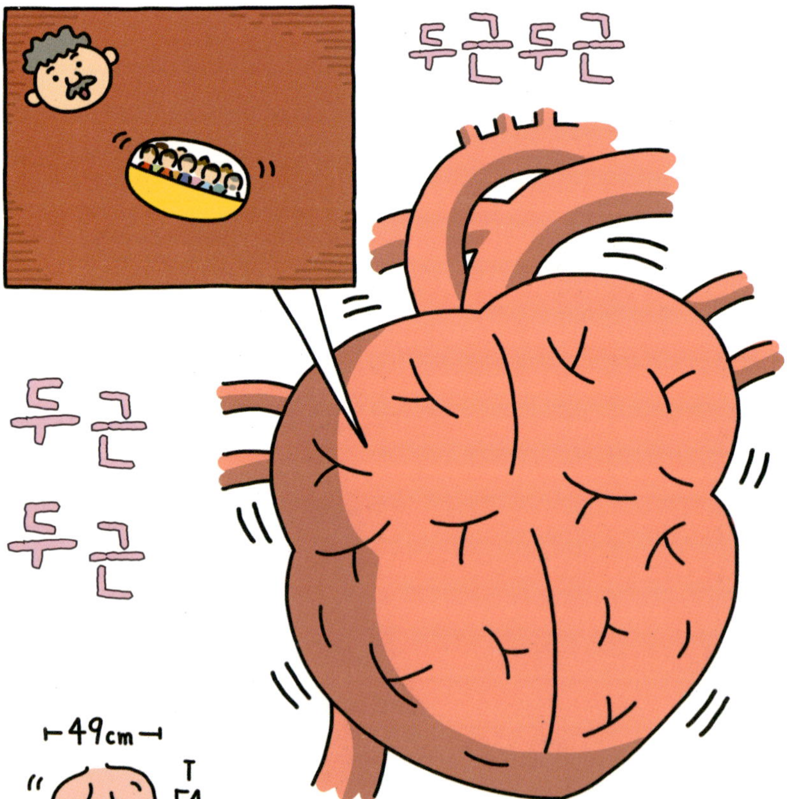

주먹 정도의 크기

심장은 주먹보다 약간 큰 사이즈라고 해. 어른의 심장 무게는 250~300 g 정도로, 보통 컵 한 잔의 물과 같은 무게를 생각하면 돼. 갓 태어난 아기의 심장은 20~35 g의 무게에 호두알 정도의 크기밖에 안 된다니 정말 작지?

스스로 움직이는 근육

심장은 '심근'이라는 특별한 근육으로 이루어져 있대. '심근'은 팔다리의 근육과는 달리 뇌의 명령 없이 스스로 움직일 수 있다니 정말 놀라워!

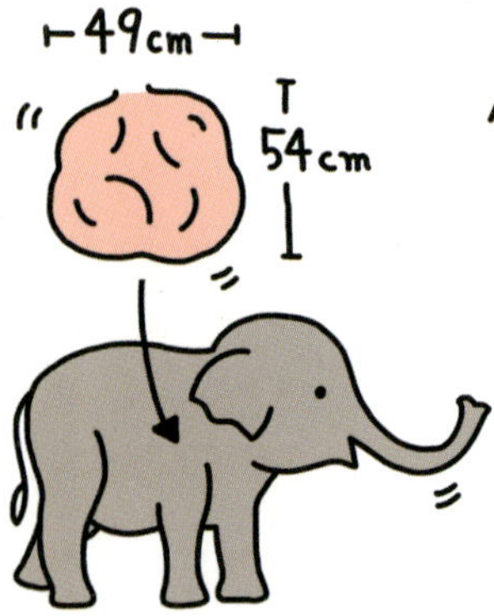

코끼리의 심장

코끼리 심장의 무게는 사람의 100배 정도라서, 2006년 일본의 어느 동물원에서 죽은 인도코끼리 '하나코'의 심장은 18 kg이나 되었대.

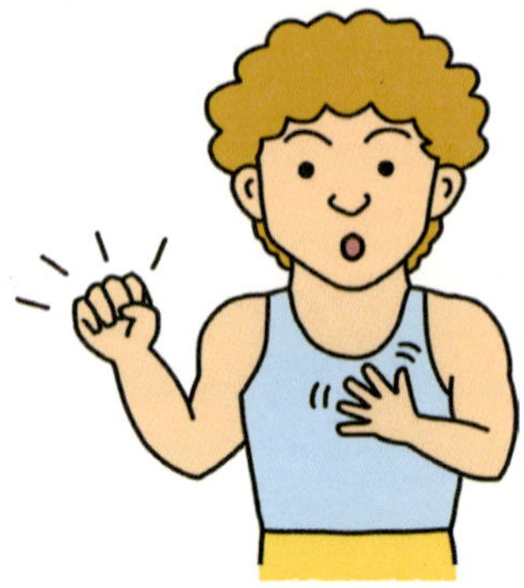

심장은 4 개의 방으로 구분되어 있단다 !

심장은 크게 오른쪽과 왼쪽 방으로 나뉘어 있는데, 오른쪽 방에서도 또 2개, 왼쪽 방에서도 또 2개로 나뉘어 있지. 이 중 '심방'은 혈액을 모아두는 탱크, '심실'은 탱크에서 밖으로 혈액을 내보내는 펌프라고 생각하면 돼.

심장 모양을 본떠 만든 한자

'마음 심'(心)이라는 한자는, 먼 옛날 중국 사람이 심장의 모양을 본떠서 만든 문자에서 비롯되었다고 해.

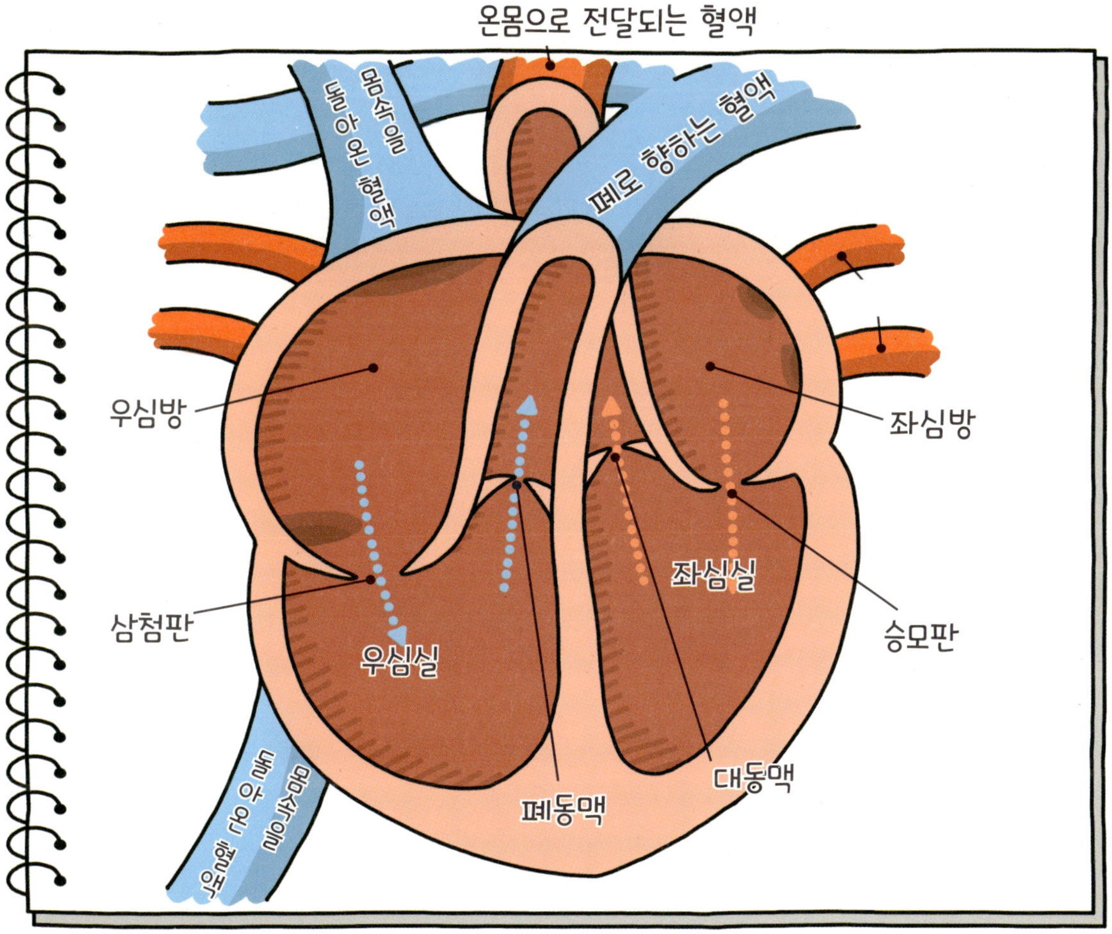

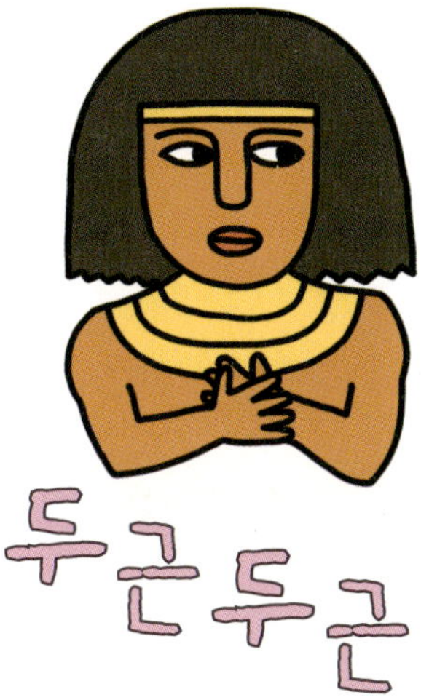

고대 이집트 사람들이 생각했던 '심장'

지금으로부터 약 5,000년 전, 고대 이집트 사람들은 숨을 쉬면 공기 중에 떠 있는 '영혼과 같은 것'이 몸 안으로 들어온다고 생각했다고 해. 그 '영혼과 같은 것'이 혈액 속에서 녹은 다음, 심장에 의해 몸속에 운반되기 때문에 심장에 마음이 있다고 믿었던 거야.

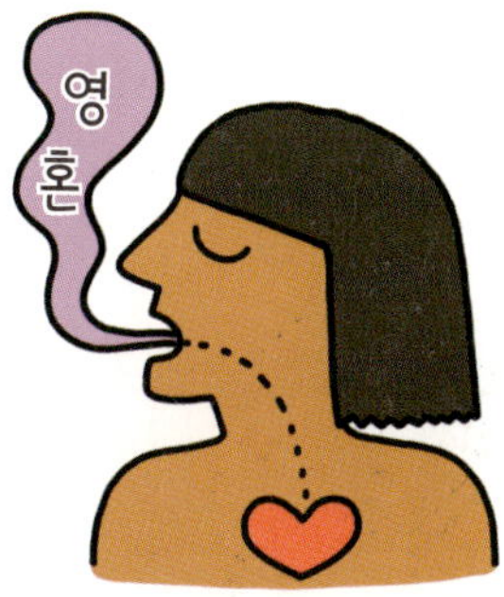

혈액, 심장 속 여행 경로!

어디 한번 4개로 나누어진 심장의 방을 혈액이 어떻게 지나가는지 차례차례 살펴볼까?

1. 몸속을 돌아온 혈액이 먼저 우심방으로 들어가게 돼.

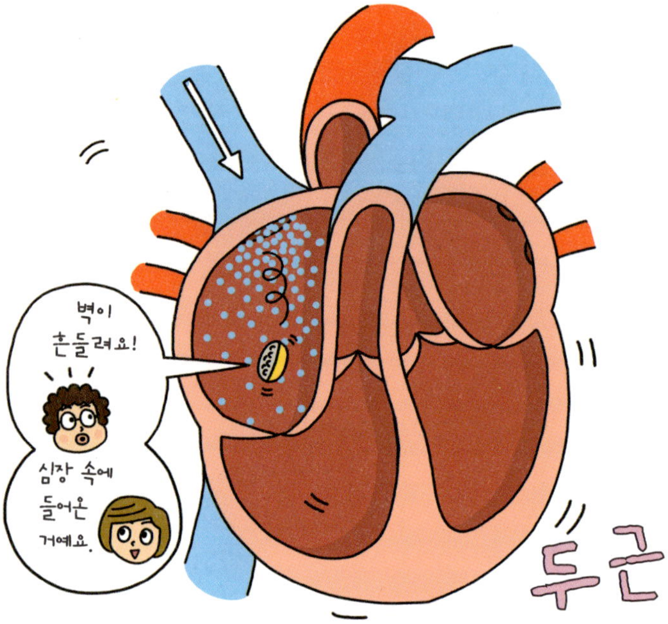

2. 그 다음 심장이 수축하면(오그라들면), 우심방에서 밀려 나와 우심실로 들어가지.

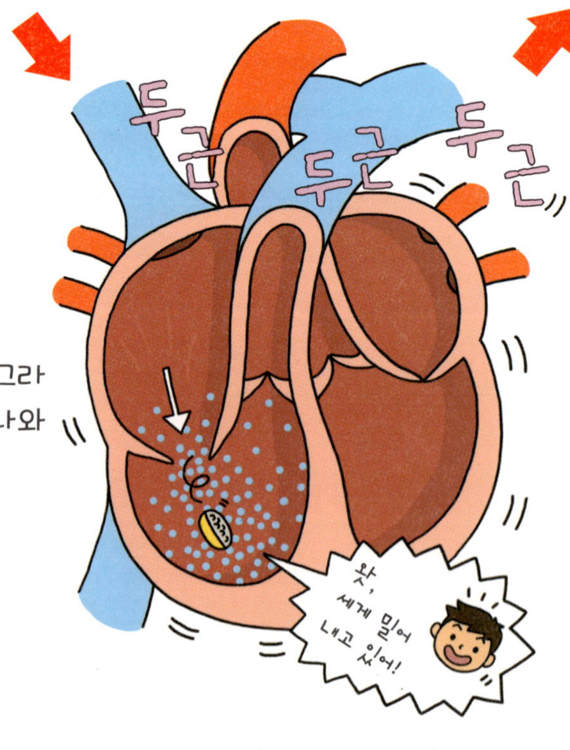

3. 심장이 한 번 더 수축하면 다시 밀려 나와, 폐로 가는 혈관으로 들어오게 돼.

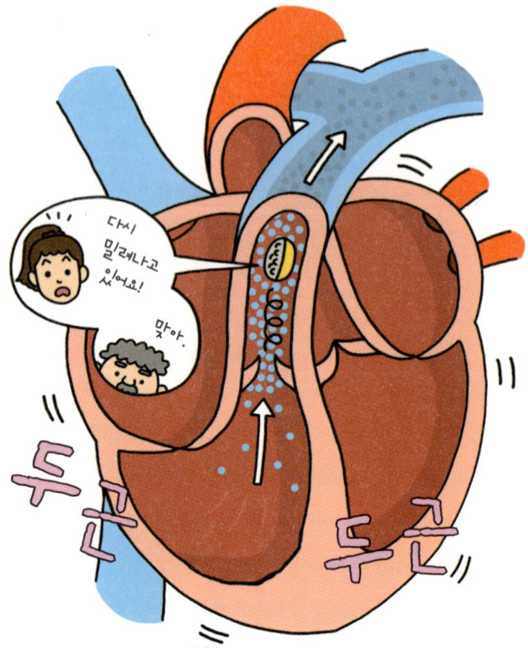

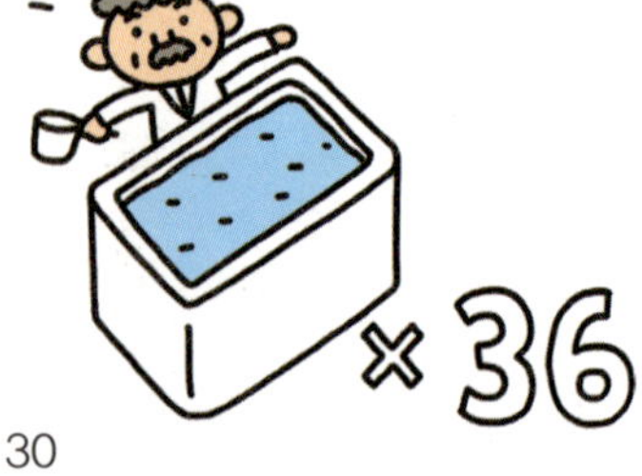

고작 하루 동안의 혈액량이 욕조를 가득 채운 물의 36배?!

한 번 '두근' 하는 소리에 심장이 내보내는 혈액의 양은 어느 정도일까? 어른의 경우 대략 70 mL, 컵의 ⅓ 정도라고 해. 그렇다면 1분에는 5L, 하루에는 7,200L(욕조의 36배)의 혈액량으로 계산할 수 있지.

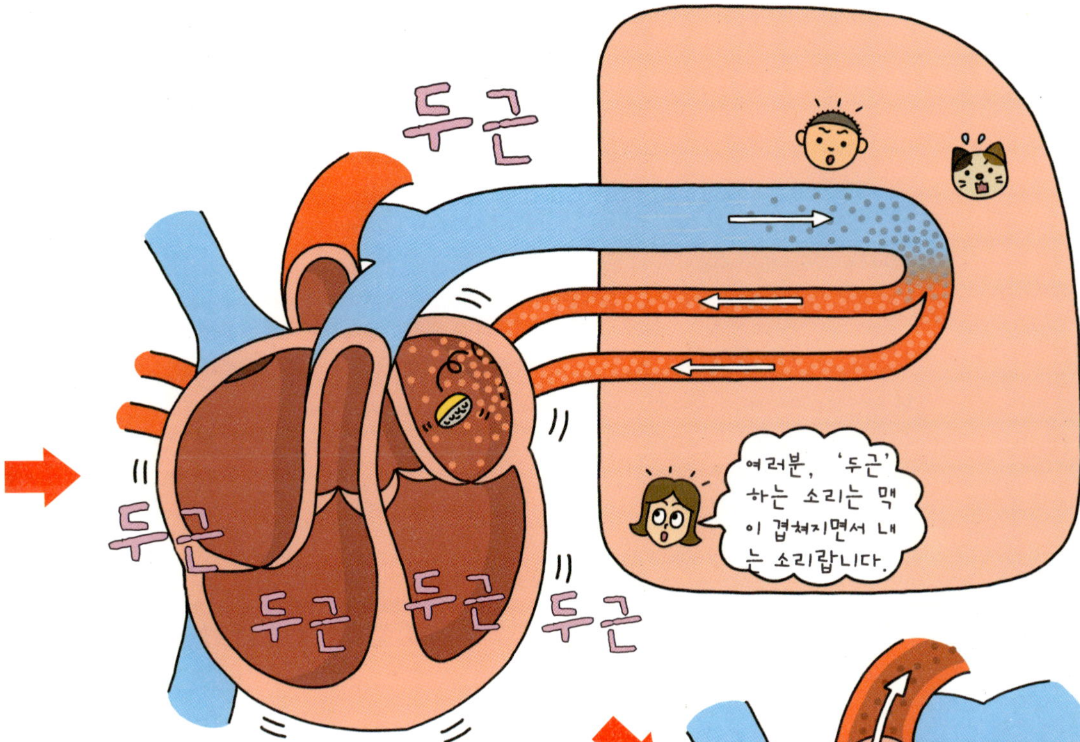

4. 폐를 지나가는 동안 산소를 흡수하게 되고, 그 다음 다시 심장으로 되돌아가 좌심방으로 들어가게 돼.

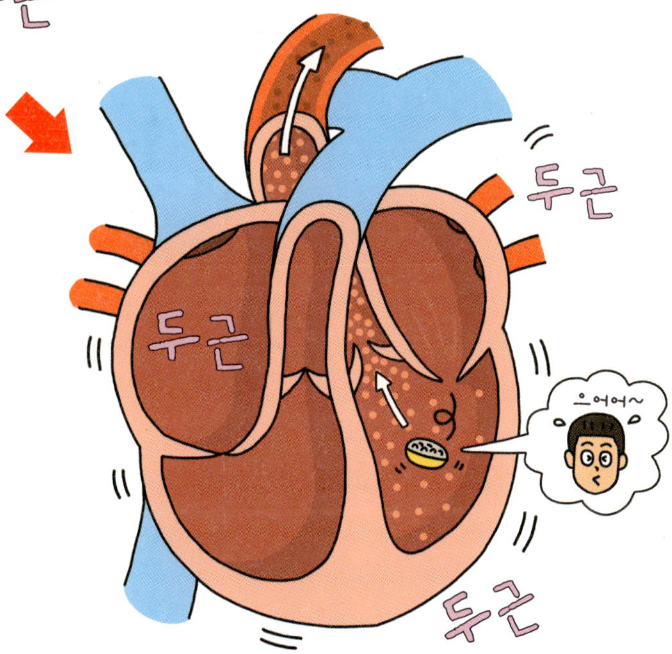

5. 심장이 수축하면 또다시 밀려 나온 후 좌심실에서 몸속으로 향하는 혈관으로 들어가는데, 이것이 혈액이 심장을 한 번 도는 여행의 마지막 경로야.

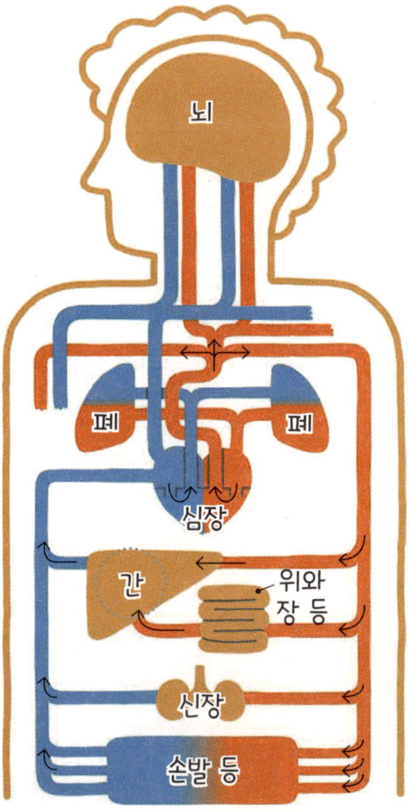

불과 1분 동안 몸속을 한 바퀴 도는 스피드!

심장에서 나온 혈액은, 불과 1분 만에 몸속을 돌고 다시 심장으로 돌아와. 심장에서 혈액을 몸속으로 보낼 때 매우 강한 힘으로 밀어내기 때문에 가능한 것이지. 1초에 50 cm 정도 나아가다 손발 쪽으로 가면서 속도가 느려지긴 하지만, 그래도 대단하지?

'두근' 하는 소리에는 체계가 있다!

심장에는 전기신호로 명령을 내리는 '발전소'와, 그것을 받아서 조절하는 '변전소'와 같은 것이 있어. 이 두 곳 덕분에 심장이 규칙적이고 정확하게 움직일 수 있는 거야.

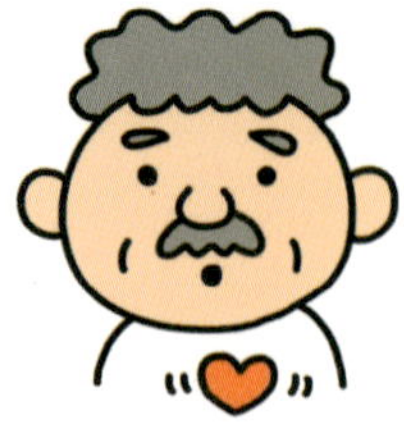

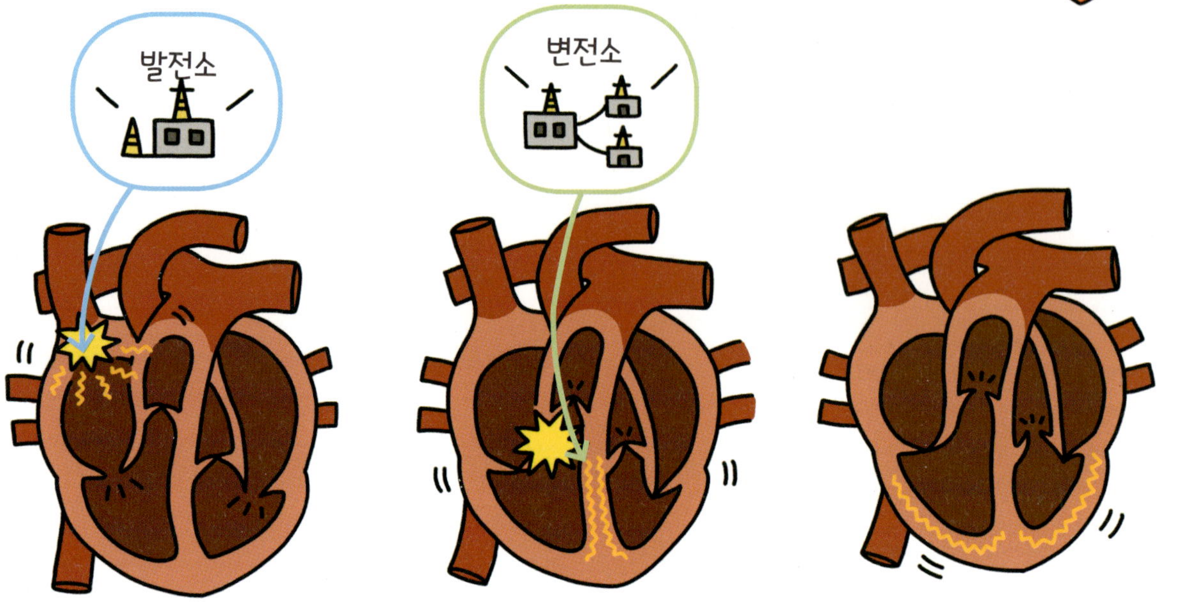

1. 전기신호로 명령이 내려오면 위쪽 방이 수축하여 판막이 열리게 돼.

2. 명령을 받을 때, 신호가 지나치게 많으면 이곳에서 조절해주지.

3. 명령이 아래로도 전달되어, 아래쪽 방이 수축하고 판막이 열리게 돼.

만물박사의 인체관련 속보!

'두근두근' 하는 소리의 구조를 발견!

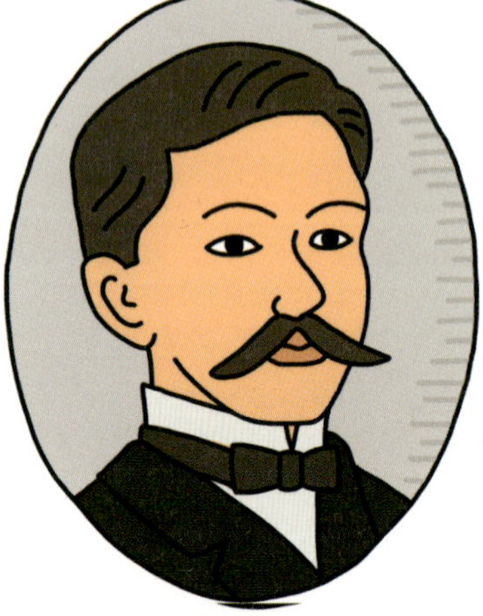

타하라 박사님

과거에는 심장에 전기신호와 같은 것이 흐르고 있다는 것을 알고 있었으나, 그 기능은 밝혀내지 못하고 있었어. 그런데 독일에서 연구 중이던 타하라 스나오 박사님은 심장에서 명령을 내리는 특별한 장소와 그 명령을 전달하는 통로가 있다는 것을 발견해냈지. 그 결과, 1905년 세계 최초로 심장이 움직이는 구조를 밝혀냈다니 엄청 대단하지? 이 발견은 네덜란드의 에인트호벤 박사님의 심전도 연구로 계승되었고, 에인트호벤 박사님은 후에 노벨상을 받았다고 해.

앗, 지금 엄청 '두근'거려!

평상시보다 몸을 움직일 때, 심장은 많은 혈액을 배출하여 온몸에 산소와 영양을 보내주려고 해. 또 긴장할 때나 무서울 때에도 위험을 피하거나 대처하기 위해서 몸에 에너지를 보내주려고 하지. 그 결과, 심장이 두근두근 빠르게 뛰는 게 잘 느껴지게 되는 거야.

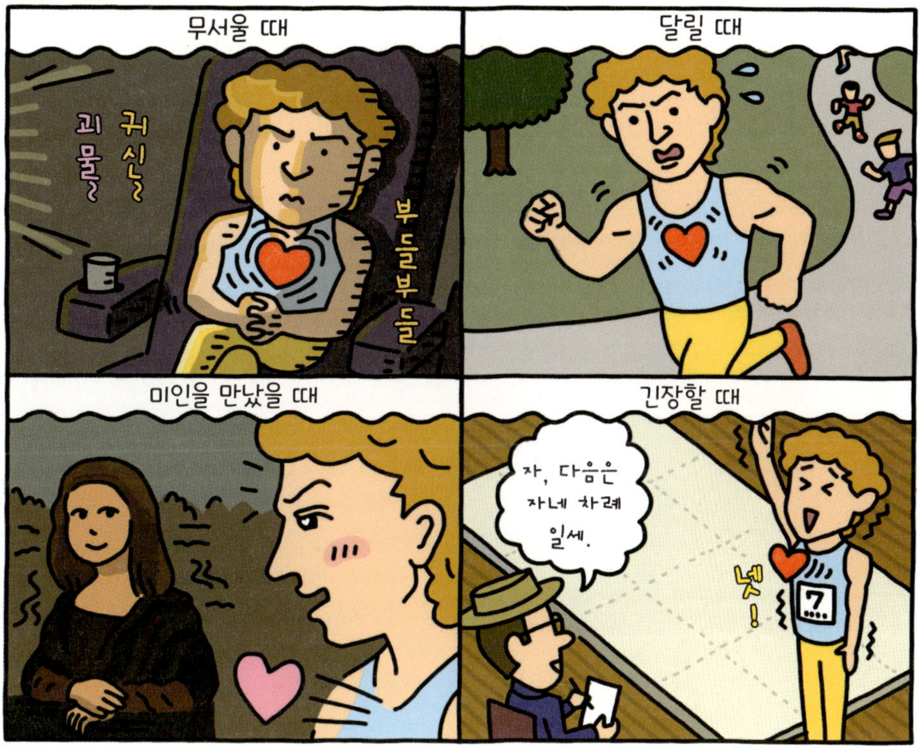
무서울 때
귀신
괴물
부들부들
달릴 때
미인을 만났을 때
긴장할 때
자, 다음은 자네 차례일세.
넷!
7

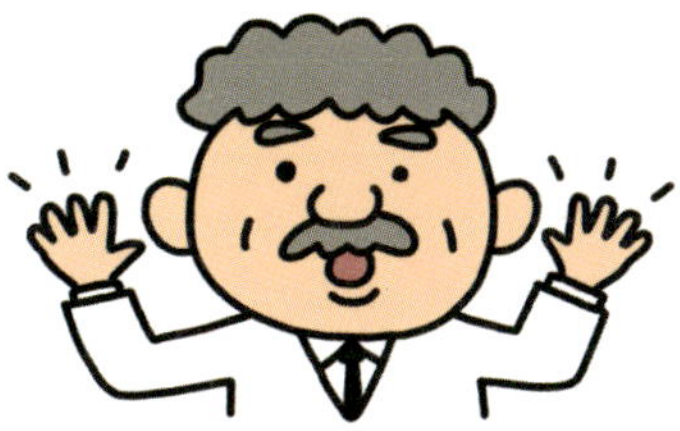

하루 동안 10만 회

심장은 1분 동안 약 60~70회 '두근두근' 움직이지. 계산해보면 하루 동안은 9~10만 회, 80살까지 산다면 26~29억 회나 쉬지 않고 움직이게 되는 거야. 이 횟수는 생물의 종류에 따라 달라지고, 그 예시는 아래와 같으니 살펴보자.

1분간 '두근'대는 횟수

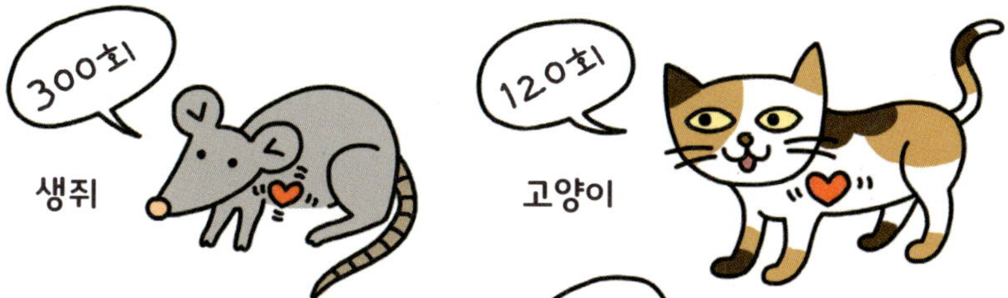
300회
생쥐
120회
고양이

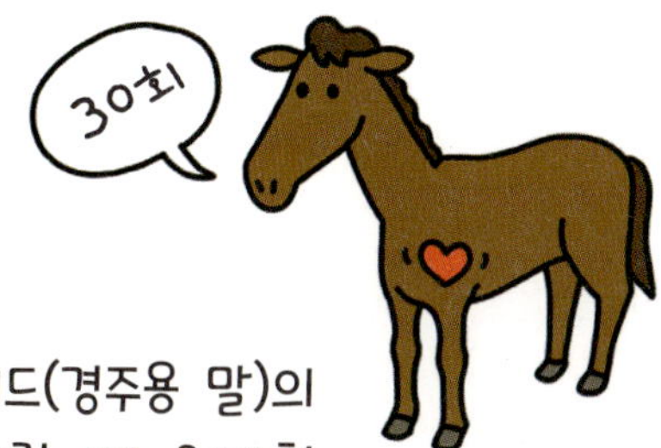
30회

말

서러브레드(경주용 말)의 경우, 달릴 때 200회 이상 두근댄다.

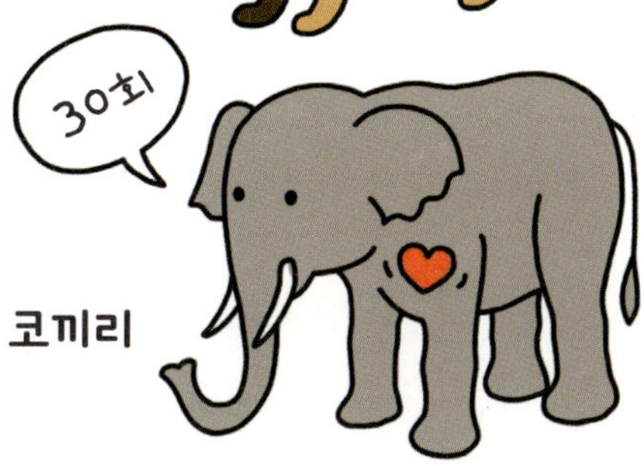
30회
코끼리

사람 vs

다른 생물의 몸속 전격 비교!!

다양한 생물들의 심장

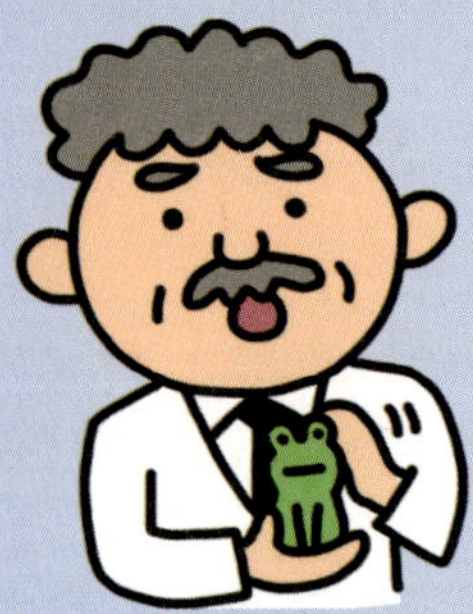

사람의 심장은 4개의 방으로 나뉘어 있듯이 복잡한 구조를 하고 있어. 영양과 산소를 충분히 또 신속하게 목적지까지 보내기 위해서 진화한 거야! 그렇다면 다른 생물들의 심장은 어떻게 되어 있을까?

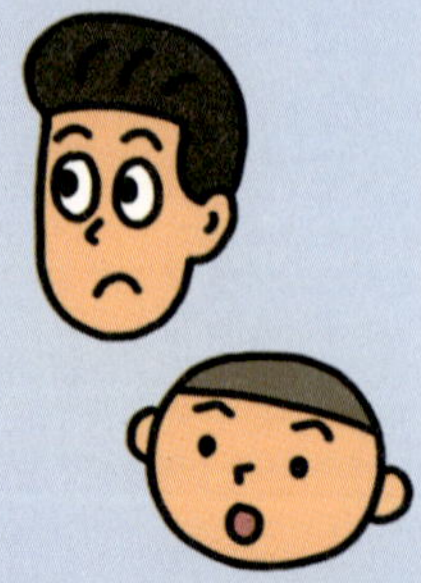

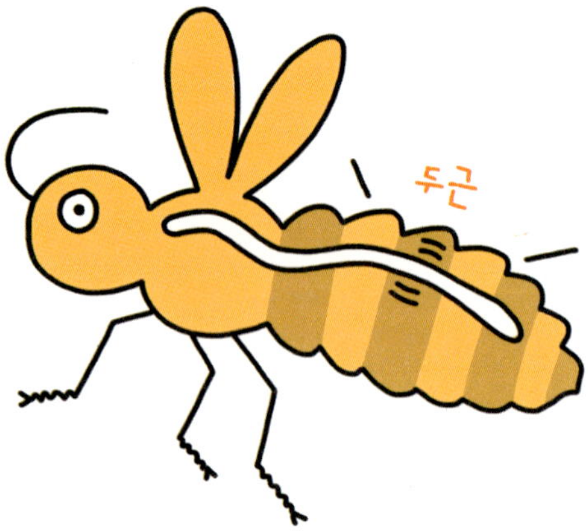

곤충의 심장

붉은 피 대신 투명한 체액이 몸속을 돌고 있어. 혈관 모양과 같은 것이 1개 있는데, 이것이 심장 기능을 하고 있지. 산소를 운반하는 기관(→ 36, 37p)이 몸속을 그물망처럼 통과하고 있고, 이 덕분에 호흡이 가능한 거야.

물고기의 심장

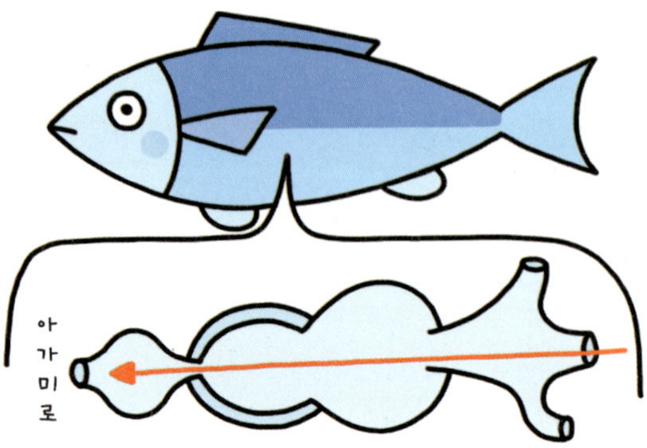

그림처럼 2개로 나눠진 방이 일직선으로 놓여 있다고 해. 몸속을 돌아온 혈액은 심장에서 아가미로 보내지고, 아가미로 산소를 잔뜩 흡수하여 호흡을 하지.

개구리의 심장

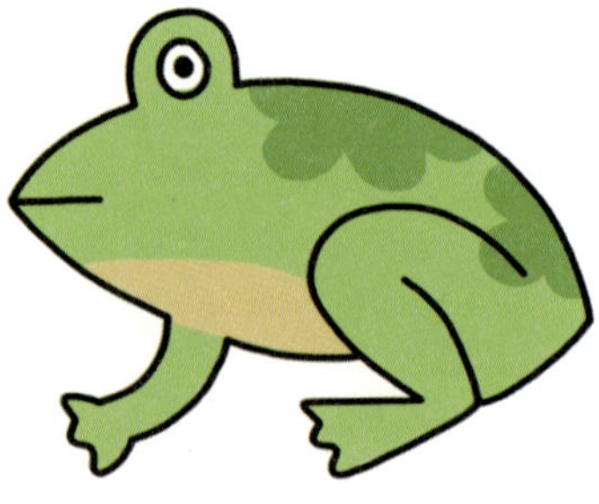

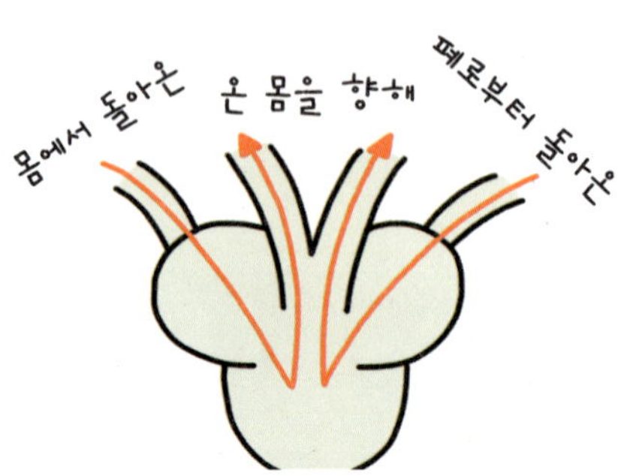

심장이 3개의 방으로 나뉘어 있다고 해. 몸을 돌아온 혈액과 폐에서 돌아온 혈액이 섞인 채 몸속으로 운반되고 말이야. 또 특이하게도 피부를 통해 많은 산소를 흡입할 수 있대.

다이너마이트에서 탄생한 심장약

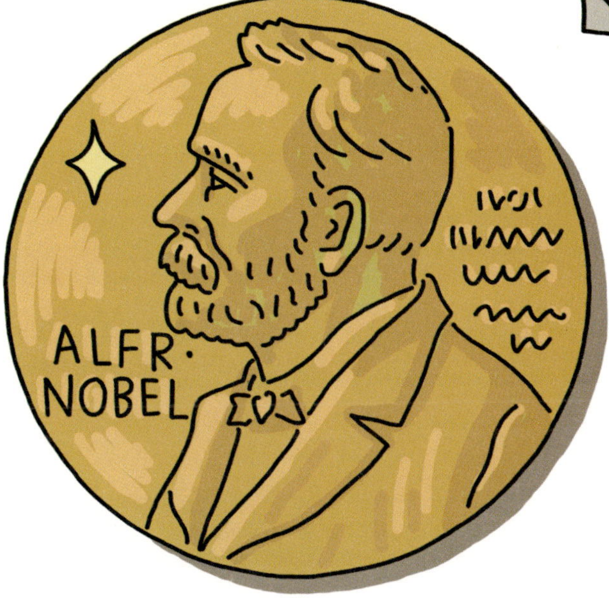

'노벨상'에 대해 알고 있는 사람은 손들어보자. 모른다면 같이 알아보면 되니까 걱정하지 말고! 노벨상은 훌륭한 연구를 한 과학자들에게 수여되는 매우 명예로운 상으로, 일본에는 이 상을 받은 분이 많다고 해. 또한 노벨상은 다이너마이트를 발명한 알프레드 노벨이 만든 상이야.

노벨은 가족들과 함께 화약연구를 했는데, 화약에 사용되는 '니트로글리세린'은 단지 한 방울을 태운 것만으로도 비커가 폭발할 정도로 강력한 힘을 갖고 있었기 때문에 노벨의 공장은 수없이 폭발하였고, 노벨의 동생도 폭발 사고로 안타깝게 생명을 잃고 말았어. 그러나 노벨은 포기하지 않았고, 마침내 니트로글리세린을 특별한 흙에 흡수시킨 '다이너마이트'를 발명해냈어.

처음에는 산을 무너뜨리는 공사 등에 사용되었으나, 그 후 전쟁에도 사용되게 되어 노벨은 큰 충격을 받게 돼. 그래서 그에 반대하는 의미로 '노벨상'을 만들 결심을 하게 된 것이야.

어느 날 노벨의 공장에서 일하는 사람들 중 심장병을 앓고 있는 사람이 발작을 일으키지 않고 건강하게 지내는 이유가 니트로글리세린과 관련되었단 것을 알게 되었어. 니트로글리세린에 몸속 혈관을 확장시키는 효과가 있어서 혈액이 원활하게 순환되었기 때문이었지. 이 점에 대해 연구가 활발히 진행되었고, 마침내 니트로글리세린은 심장약으로 인정받아 많은 사람들의 생명을 구하고 있어.

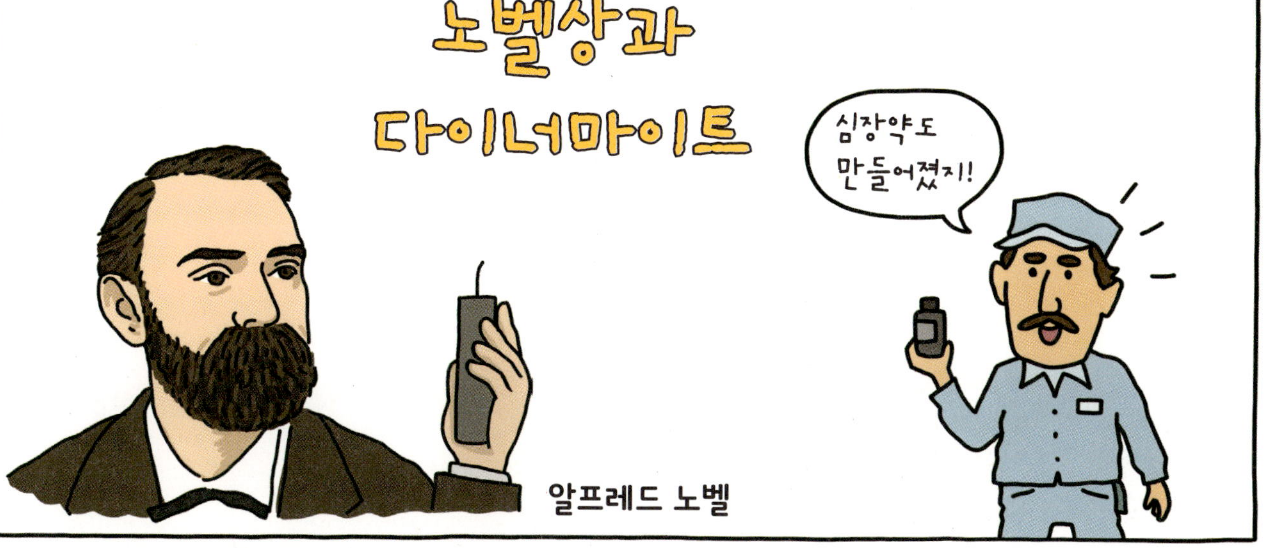

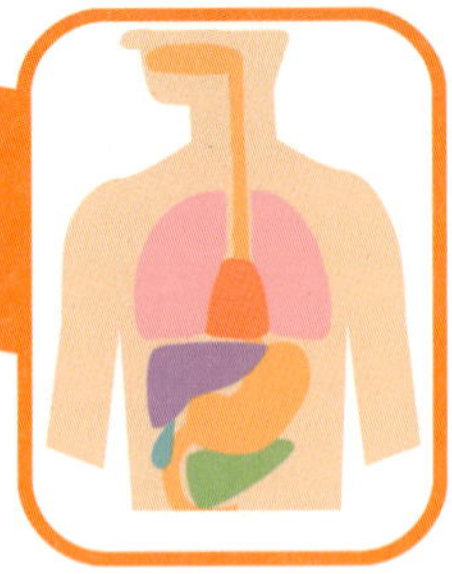

산소와 가스가 교환되는 정류장

폐(허파)

폐는 폭신폭신한 스펀지처럼 많은 공기를 저장하고 있어. 혈액은 이곳에서 산소를 흡수하여 몸 구석구석까지 운반하고, 대신 불필요한 가스를 모아 폐에 버리지. 다시 말해 산소와 가스를 교환하는 장소가 바로 폐인 거야.

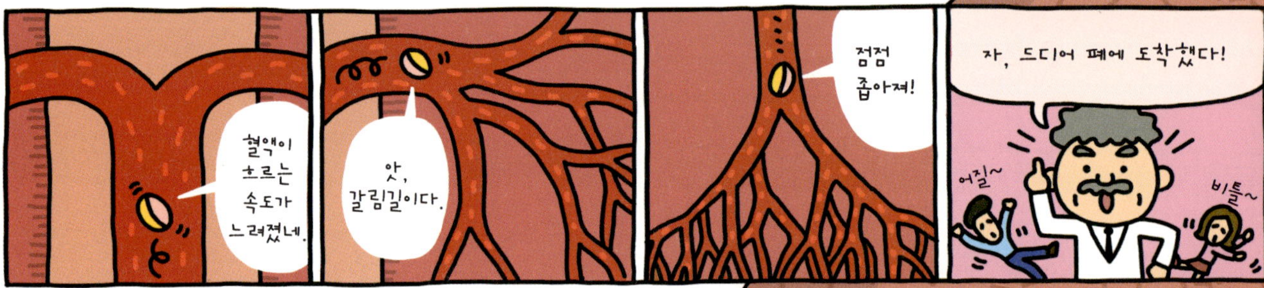

공기는 들이마시고(들숨), 가스는 내쉰다(날숨).

입과 코로 들이마신 공기는 그림과 같은 순서로 폐에 들어가게 돼. 숨을 내쉴 때는 반대로 같은 통로를 지나 밖으로 배출합니다.

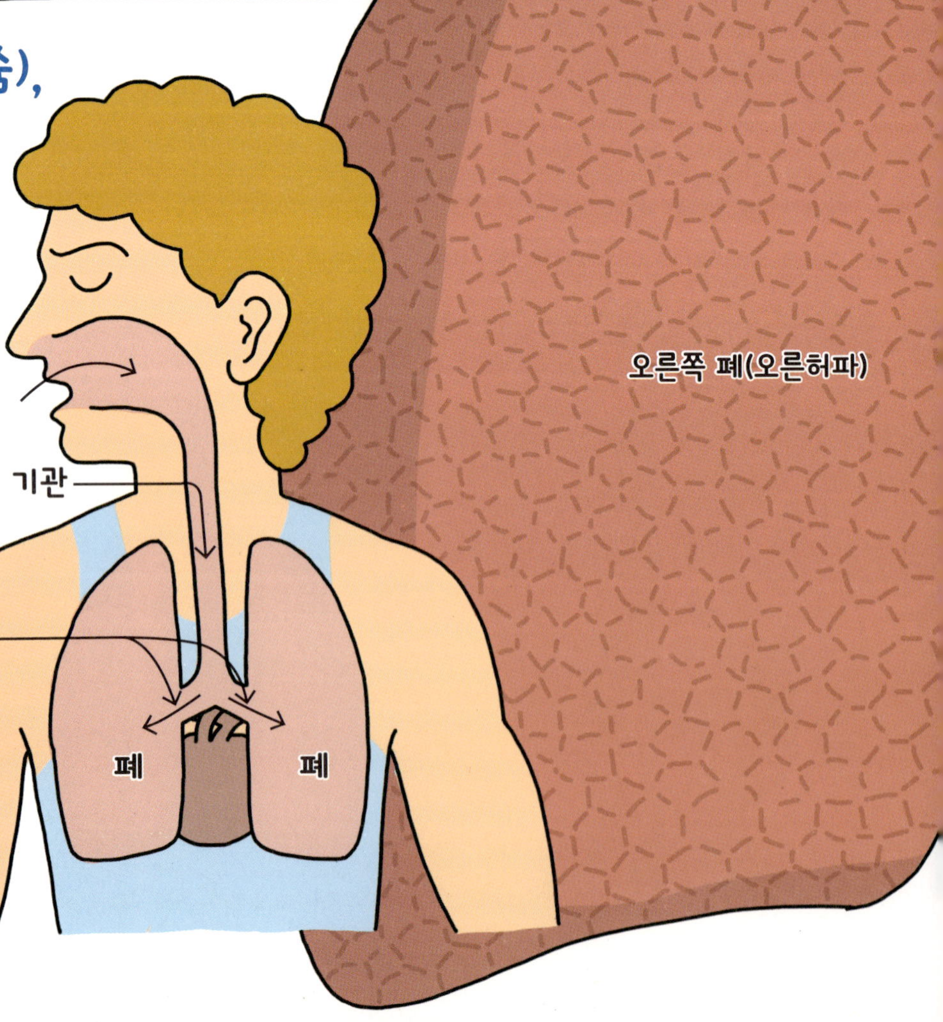

들락날락하는 공기의 양은 3 L!

폐는 크기가 커서 가슴의 대부분을 차지할 정도야(무게는 좌우 합해 약 1 kg). 어른이 한껏 숨을 들이마신 후 끝까지 내쉬었을 때 공기의 양은 약 3~4 L 정도인데, 뛰어난 수영선수 중에는 6 L나 되는 경우도 있다 하네.

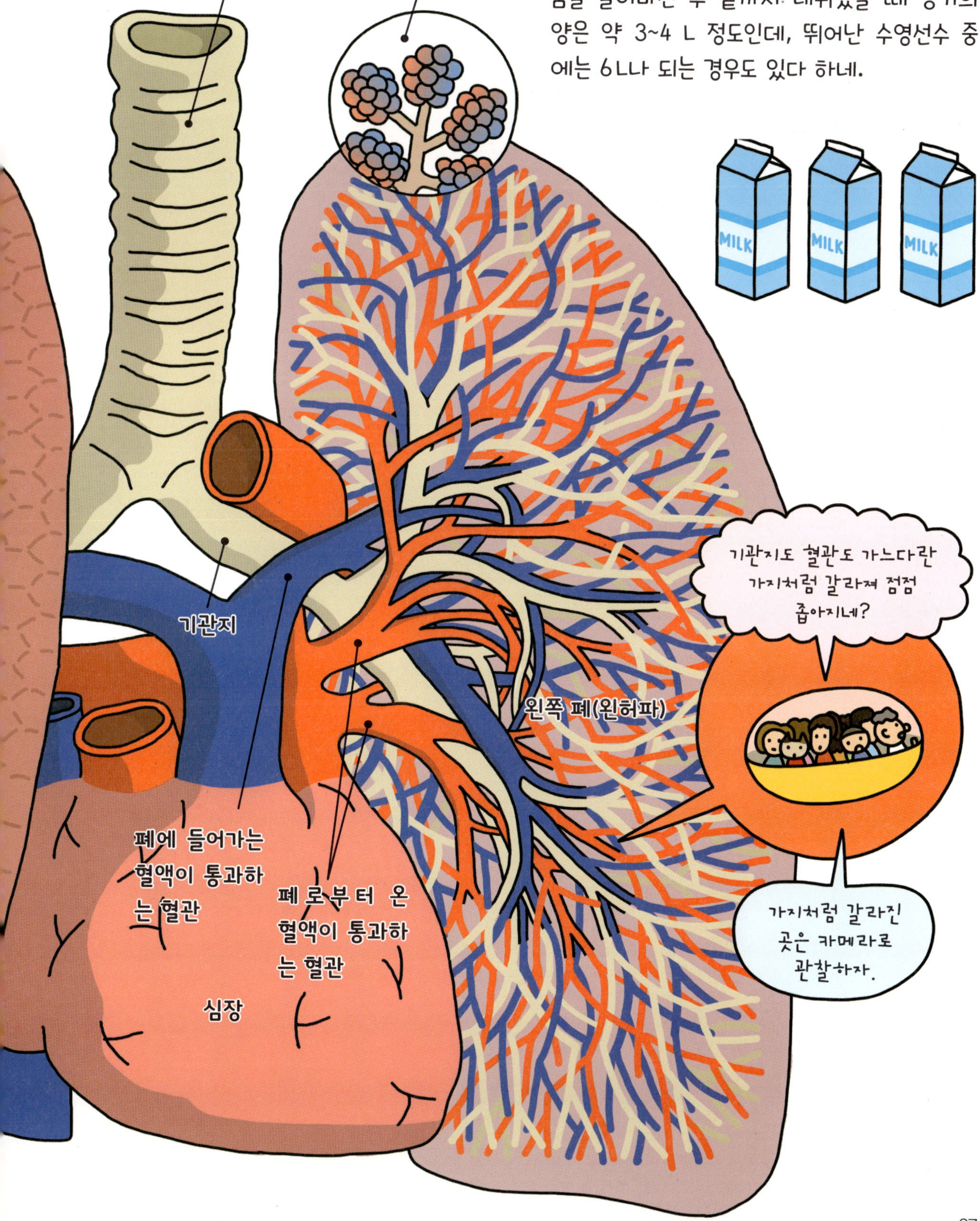

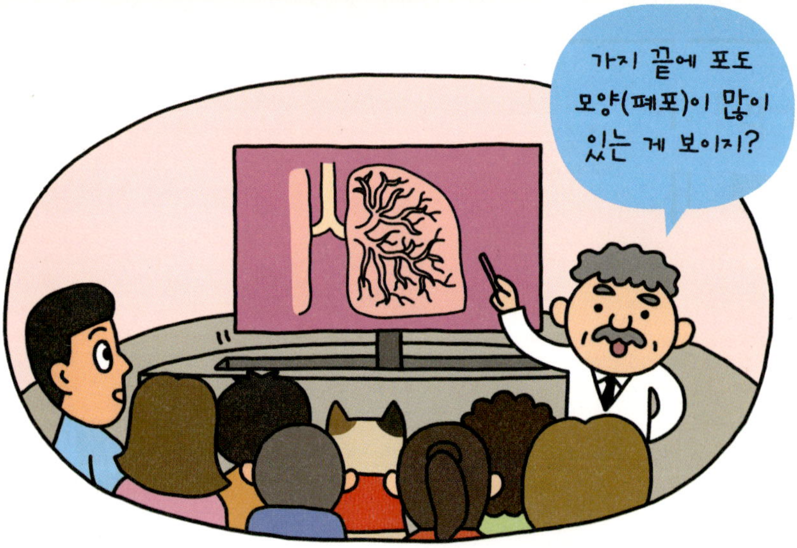

폐의 구조는 이런 모양!

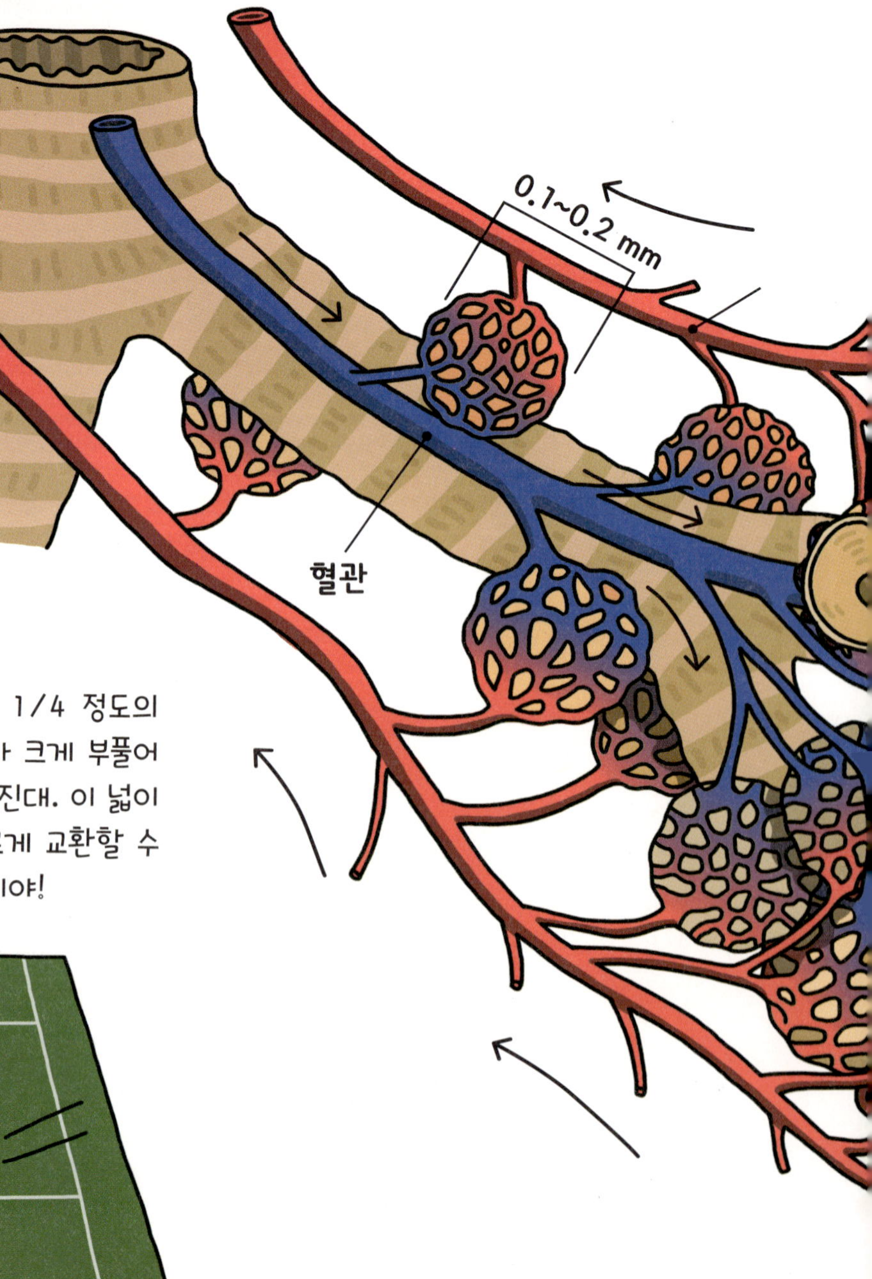

테니스 코트처럼 넓다!

폐포를 모두 펼치면, 테니스 코트 1/4 정도의 넓이가 되지. 심호흡할 때는 폐포가 크게 부풀어서 테니스 코트 면적 전체만큼 넓어진대. 이 넓이를 이용하여, 산소와 가스를 재빠르게 교환할 수 있다니 몸속은 정말 신기한 것투성이야!

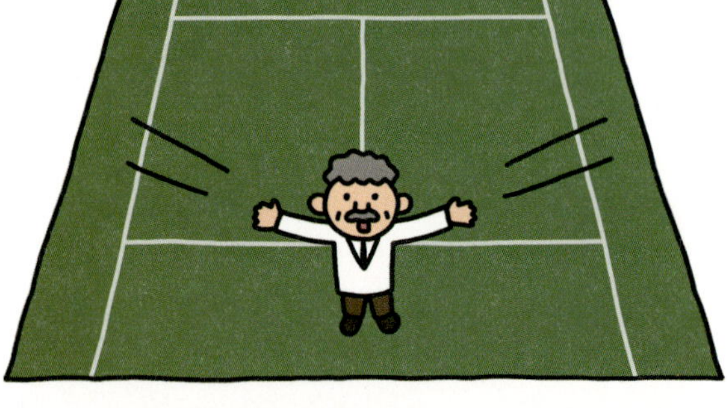

참고문헌 「新版からだの地図帳」(佐藤達夫監修/講談社)

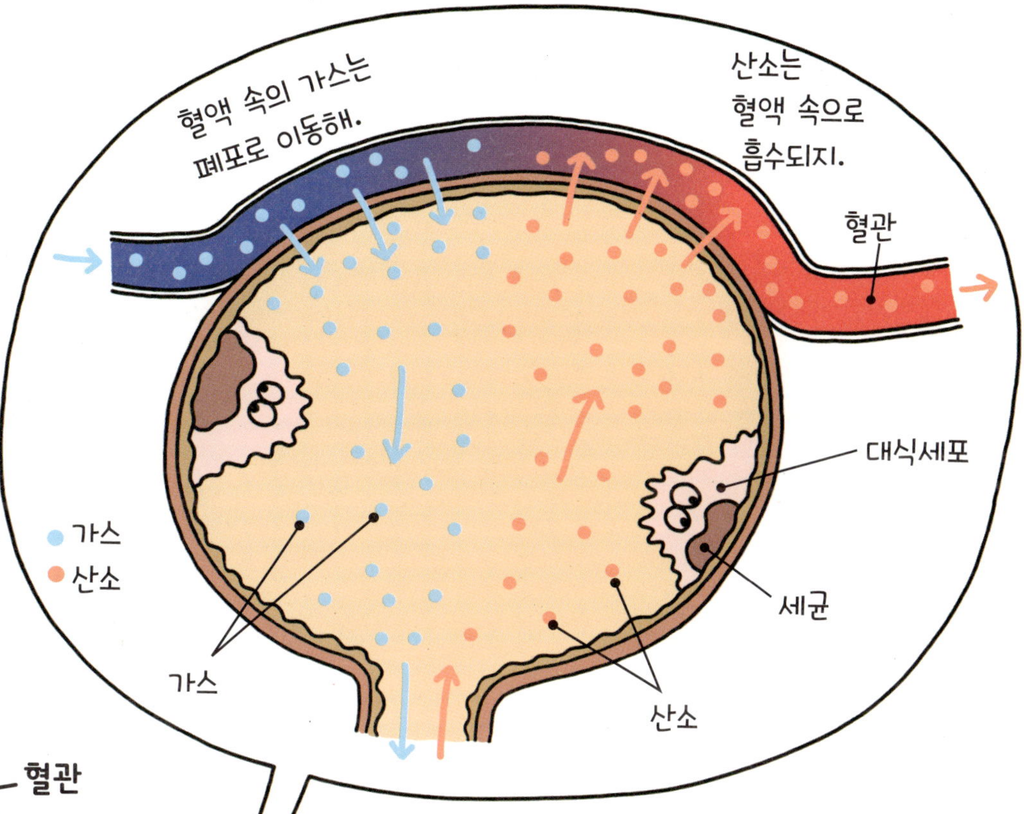

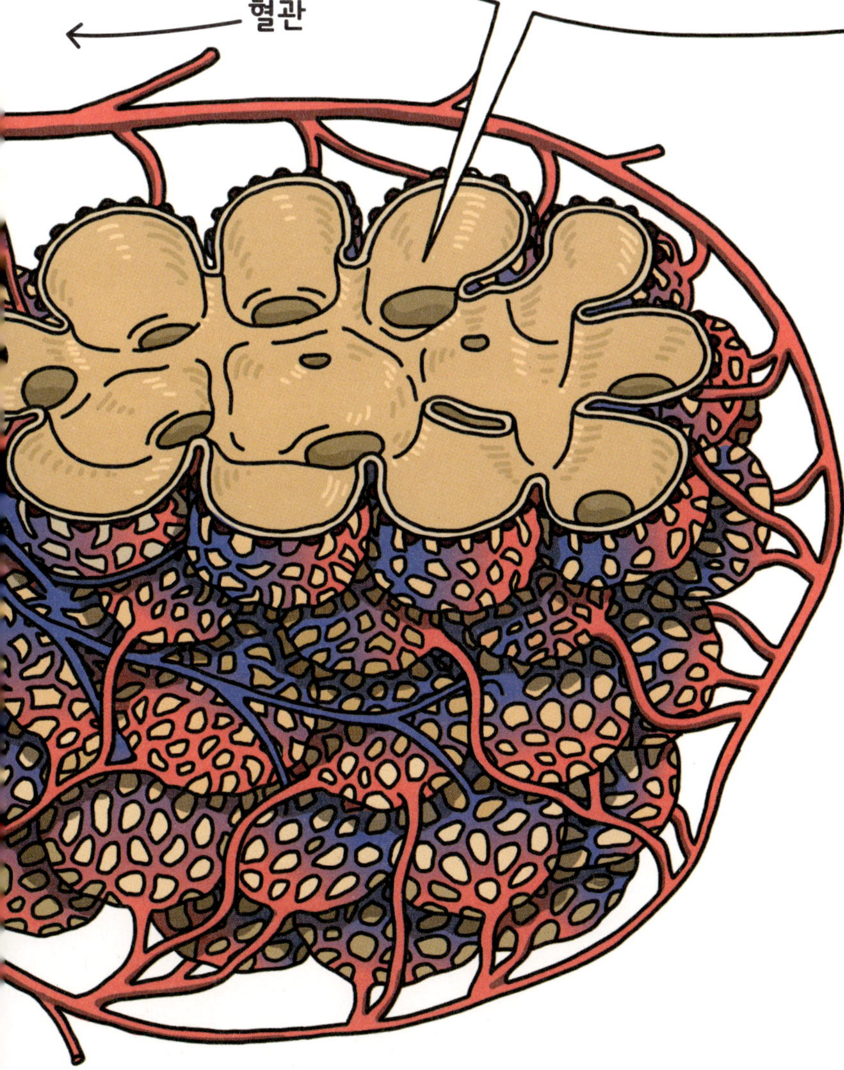

산소는 가져오고 가스는 버린다!

폐포 주변에는 가느다란 혈관이 그물망처럼 지나고 있고, 폐포는 매우 얇은 막으로 이루어져 있어서 산소와 가스가 간단히 출입할 수 있지. 폐포 속의 산소는 혈관으로 이동하고, 혈액 속의 가스는 폐포로 이동하게 되는데, 즉 산소는 가져오고 혈액 속 가스는 버리는 것이지. 이때 폐포 속에 있는 '대식세포'라는 백혈구(→ 44p)의 친구가 고맙게도 공기에 섞여 들어온 세균을 잡아먹어 폐를 세균으로부터 보호해준대.

숨을 '들이마시고' '내쉬는' 구조

가슴과 배 사이에는 '횡격막'이라는 근육막이 있어서, 이 막이 내려가면 가슴 안이 넓어지고 폐로 공기가 들어올 수 있어. 반대로 이 막이 올라가면, 가슴 안이 좁아져서 폐에서 공기가 배출되게 되고. 이외에도 늑골(→ 87p) 사이의 근육도 이용하여 폐를 넓혀서 호흡을 하게 된다고 해.

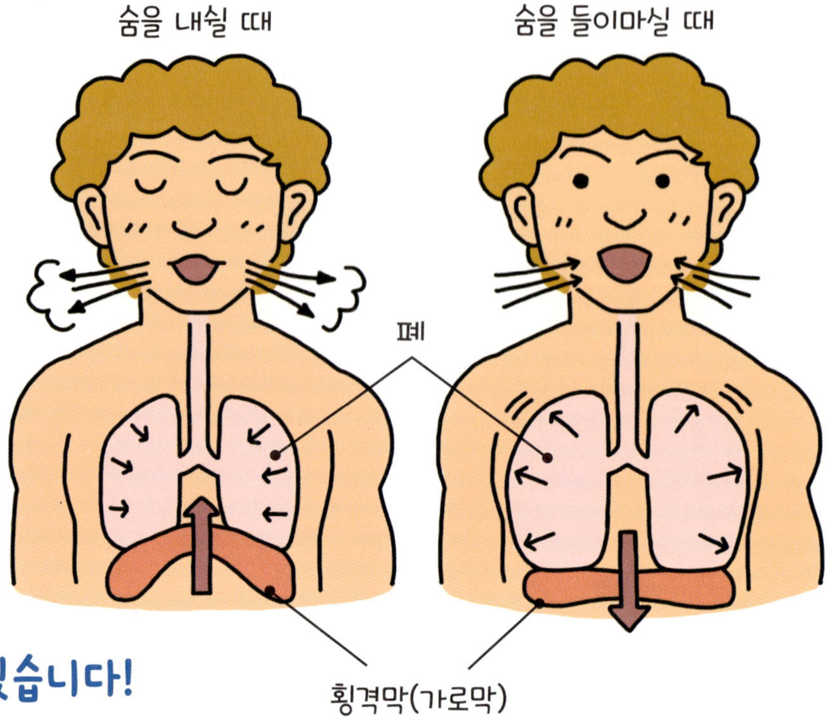

기관지에서 잠시 검문 있겠습니다!

기관지의 안쪽은 끈적끈적한 액으로 덮여있어서, 들이마신 먼지 등이 달라붙게 돼. 또 이 액 밑에는 미세하고 촘촘한 털이 많은데, 이 털들은 항상 목을 향해 위로 움직이고 있어. 그 결과, 먼지는 목으로 돌려보내져 폐는 보호받을 수 있지. 만약 액과 먼지를 같이 삼키게 되면 위에서 녹아 사라지게 되고.

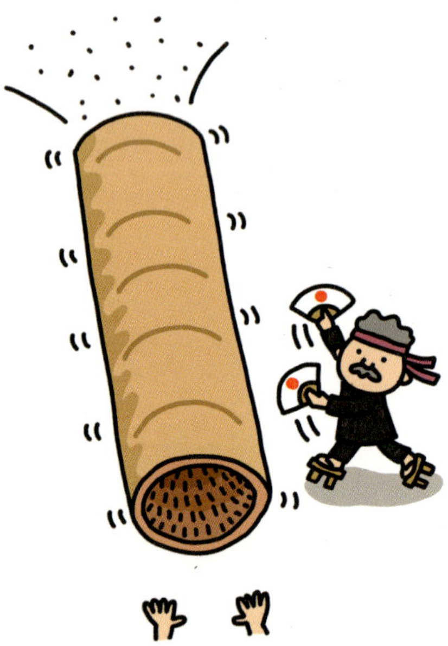

기침의 속도는 태풍 수준!

연기나 음식물, 음료가 자칫 기관지로 잘못 들어오면 즉시 기침이 나와 밖으로 뱉어내려고 하는 걸 알고 있지? 기침은 이처럼 먼지 등이 폐로 들어오지 못하도록 하려고 나오는 거야. 기침은 풍속 60~70 km나 되기 때문에 강력한 태풍과 같은 수준의 빠르기를 가진다고 보면 돼.

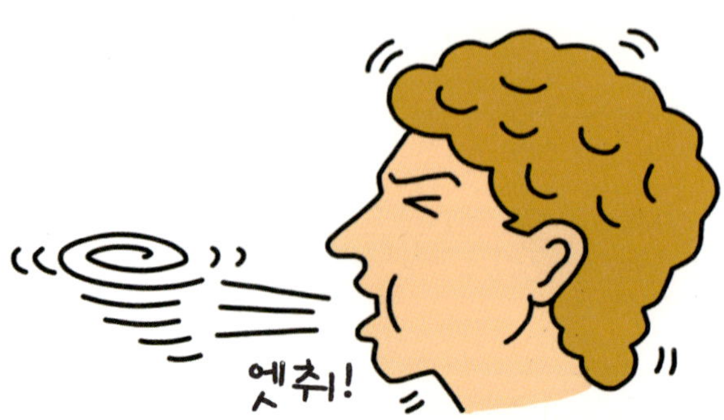

스탬프 주사
BCG

어렸을 때 바늘이 9개나 붙어있는, 사각 스탬프 모양의 무시무시한 주사를 맞은 적 있어? 이 주사는 '결핵'이라는 무서운 병에 걸리지 않게 해주는 BCG라고 해. 결핵은 매우 오래된 병인데, 약 5,000년 전 이집트 미라에도 그 흔적이 있을 정도야.

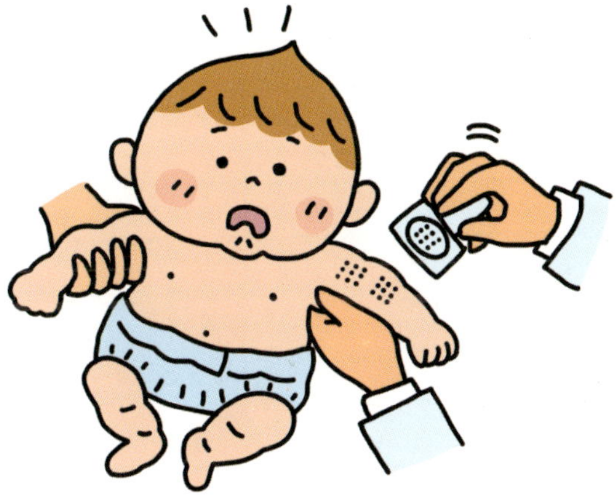

옛날에는 결핵은 걸리면 죽게 되는 아주 무서운 병이었다고 해. 오랫동안 결핵의 원인을 밝혀내지 못하다가, 130년 전 독일의 코흐 박사님이 병의 원인인 '결핵균'이라는 세균을 발견해 내셨지. 그러면서 결핵이 사람에서 사람에게 전염되는 구조도 밝혀졌어. BCG는 매우 소량의 약한 결핵균을 주입하여 세균에 맞서는 힘을 길러서, 이 병에 걸리기 어렵게 하는 주사인 거야. 그 후에도 코흐 박사님은 베를린 대학에서 연구를 계속하여 많은 것을 발견하셨다고 해.

기타사토 시바사부로 박사님도 코흐의 연구소에서 공부하며 '파상풍'이나 '페스트'를 일으키는 세균을 발견하여, 수많은 사람들의 생명을 구해주셨다고 해. 코흐 박사님은 이 기타사토 박사님을 매우 신뢰하여 일본을 방문한 적도 있다니 두 분의 돈독함이 느껴지지?

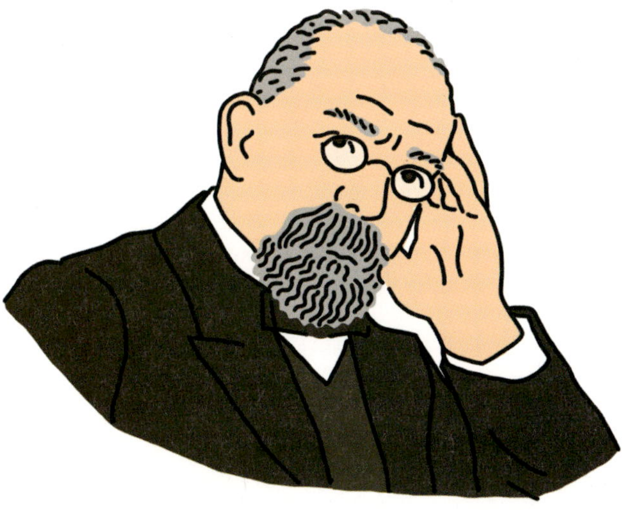

로베르트 코흐

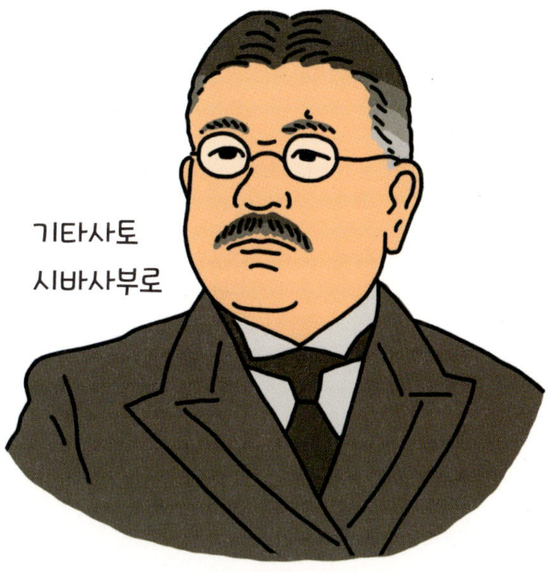

기타사토
시바사부로

몸속에서 흘러 다니는 알갱이

혈액

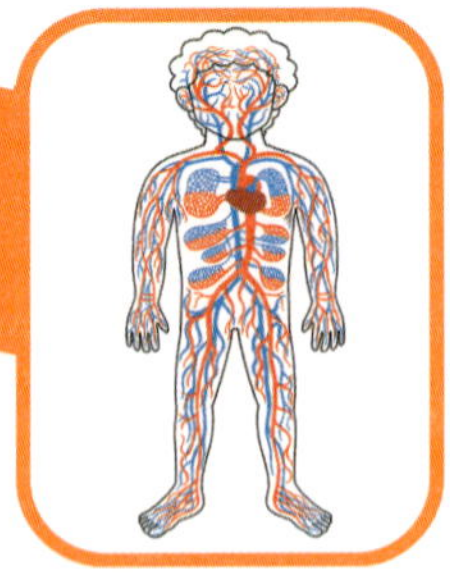

혈액은 몸속을 빙 둘러싼 혈관을 통해 몸 구석구석까지 돌고 있어. 액체처럼 보이지만 속을 들여다보면 작은 알갱이(혈구) 하나하나가 살아있는 세포나 조각들임을 알 수 있지. 혈액은 종류에 따라 다양한 기능을 담당하고 있으니 지금부터 살펴보자!

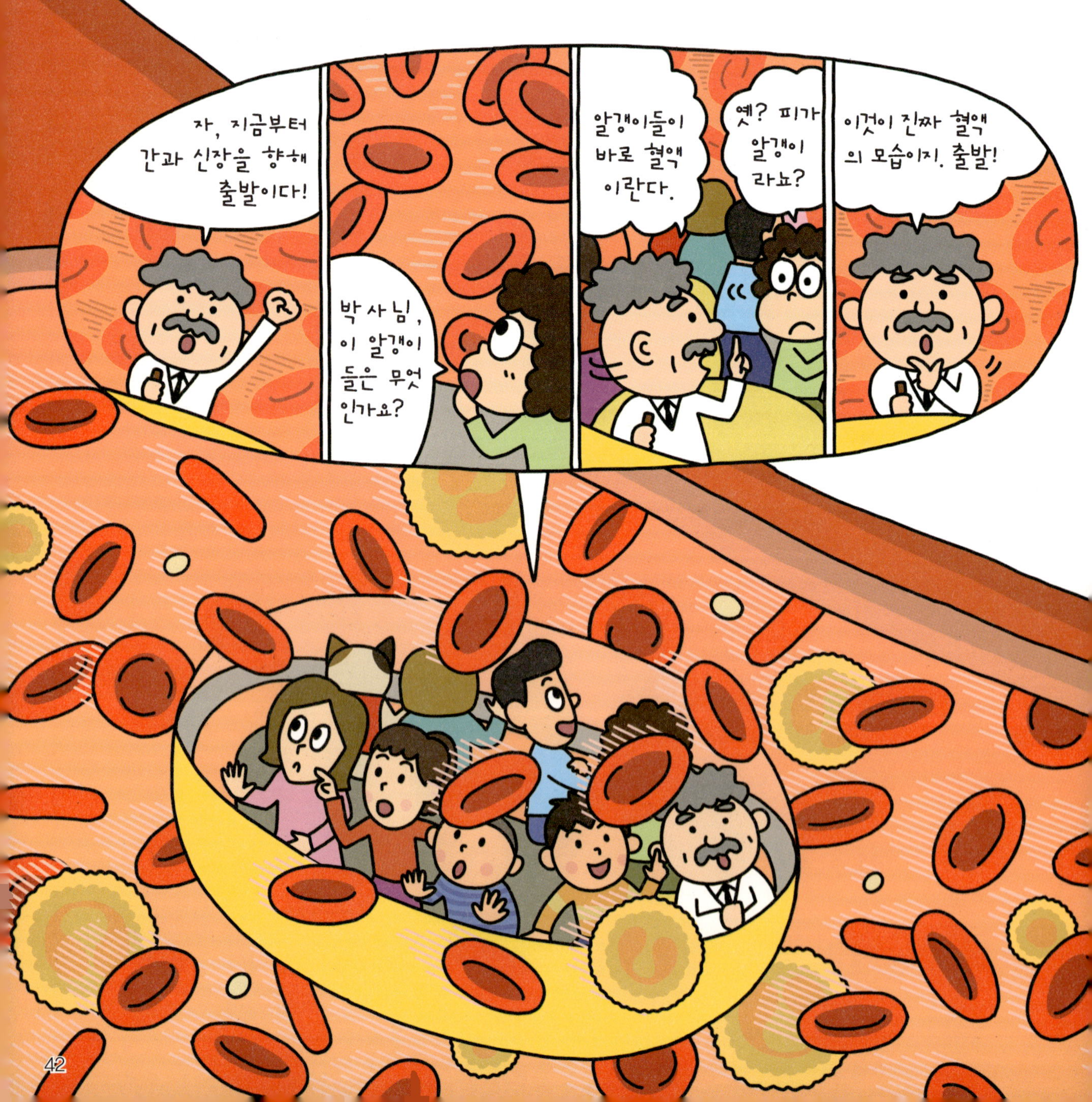
자, 지금부터 간과 신장을 향해 출발이다!
박사님, 이 알갱이들은 무엇인가요?
알갱이들이 바로 혈액이란다.
옛? 피가 알갱이라뇨?
이것이 진짜 혈액의 모습이지. 출발!

혈액이란 ?

혈액은 '혈장'이라는 물 같은 액체와, '혈구'라는 수많은 알갱이로 이루어져 있어.

혈액의 55%가 혈장이고 나머지 45%는 알갱인데, 알갱이에는 여러 종류가 있고, 뼈 속에 있는 '골수'에서 만들어지지. 또한 어른의 평균 혈액량은 4.5 L 정도라고 하네.

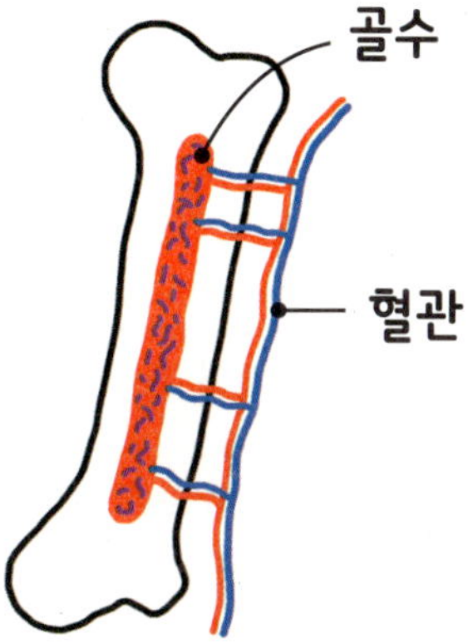

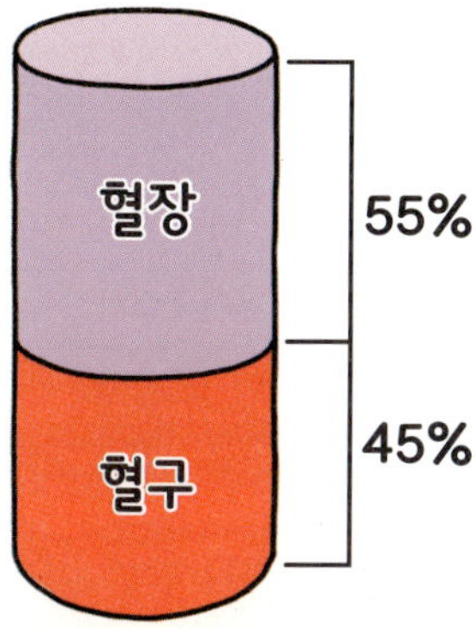

혈액 속의 알갱이 (혈구)

혈소판

0.002~0.003mm

20~25 만 개 (1 방울★ 속에)

혈관에 상처가 나면 그 부위를 막아주지.

★ 1 방울이란 1 mm^3 을 의미함.

혈장

대부분 물이며, 안에 여러 가지가 녹아 있지.

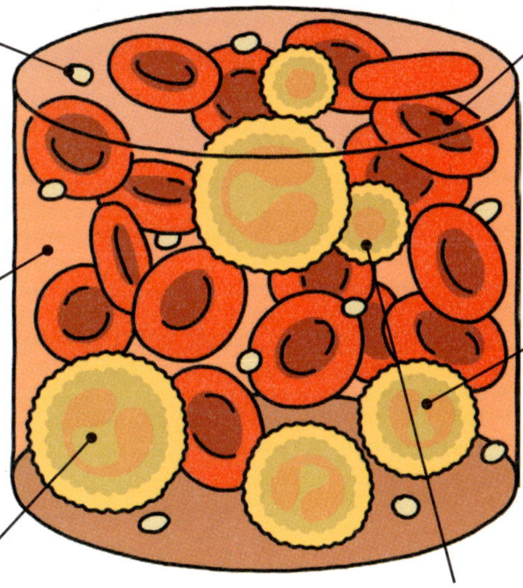

백혈구 동료
(단핵구)

백혈구의 동료
(림프구)

적혈구

0.008~0.009 mm

400~500 만 개

혈구의 대부분을 차지하고 있는데 약간 붉은 색을 띠고 있기 때문에 피도 붉게 보이는 거야. 몸속에 산소를 운반하는 역할을 해.

백혈구

0.006~0.02 mm

4,000~9,000 개

혈액의 역할은 ?

혈액은 크게 다음의 4가지 역할을 담당하고 있어.

1. 운반 먼저 산소나 영양 같이 몸속에 필요한 것을 보내줘.
2. 수집 몸속에서 만들어진 불필요한 것들을 모아줘.
3. 유지 항상 37도 정도의 체온을 유지하게 도와주는 것도 바로 이 혈액!
4. 방어 병의 원인이 되는 세균이나 바이러스를 무찌르고, 또한 상처를 낫게 해주기까지!

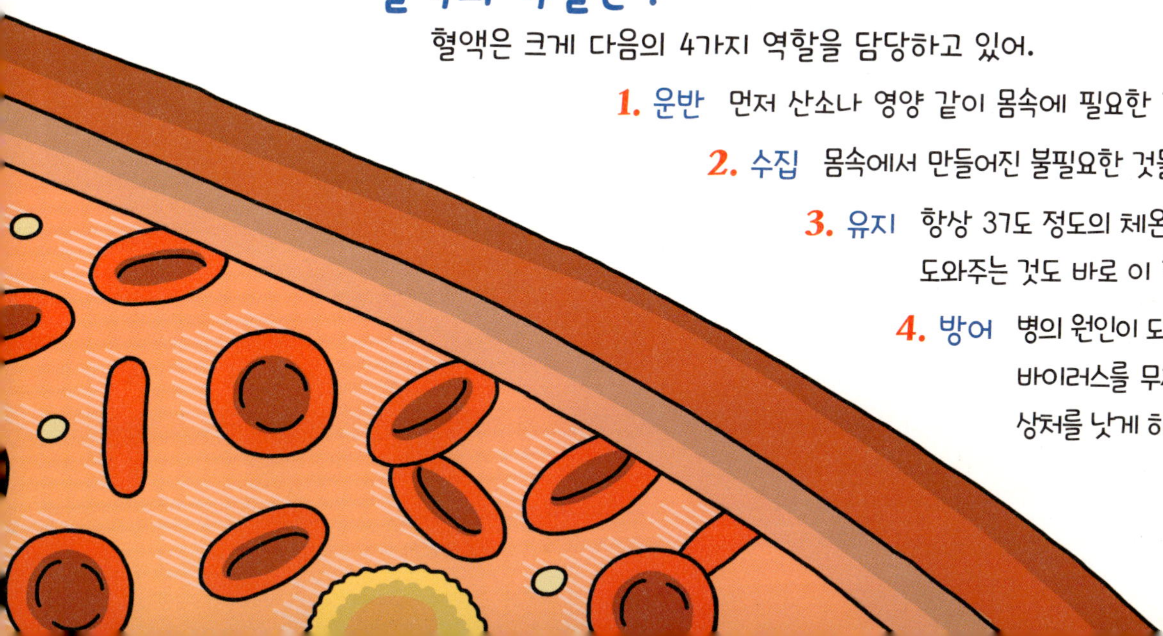

배달부: 산소를 배달하고 가스를 받아오자!

적혈구

알갱이 속에 산소를 갖고 있다가 몸속으로 배달하고, 몸속에서 발생한 가스를 받아 폐까지 운반해 오지. 가느다란 혈관을 지나갈 때는, 모양을 바꿔서 가늘어지고 그 구간을 빠져 나가면 다시 원래의 모습으로 돌아올 줄도 알아.

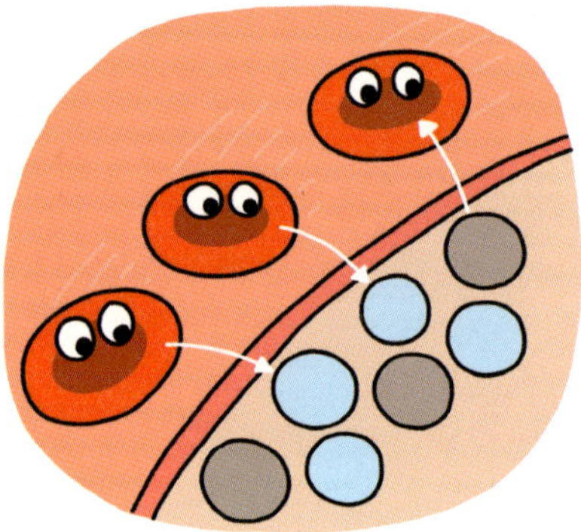

간호사: 변신하여 상처를 틀어막자!

혈소판

평소에는 바둑돌 같은 모양이지만, 혈관이 상처를 입으면 변신하여 상처난 곳을 틀어막아 주지. '거핵구'라는 매우 큰 세포의 조각들로 이루어져 있대.

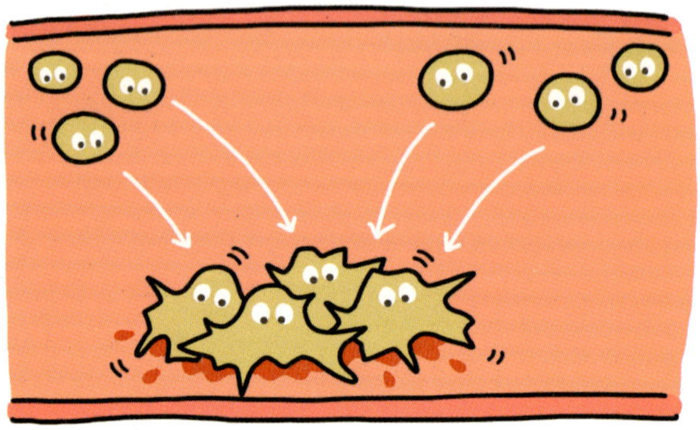

경찰: 범죄 해결!

백혈구

아메바처럼 움직이면서 순찰하고, 몸속으로 세균이나 바이러스가 들어오면 발견하여 공격을 하지. 3종류가 있고, 팀을 이뤄서 다양한 역할을 해내고 있어.

팀 백혈구의 멤버들을 소개할게!

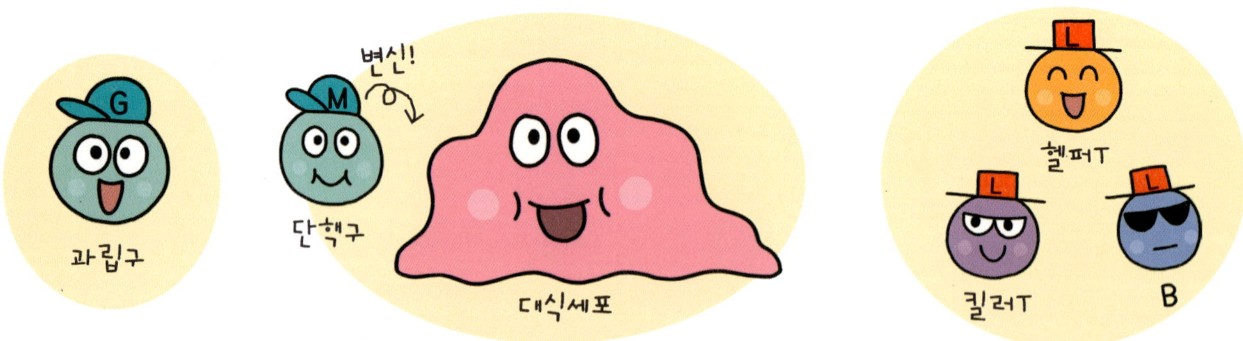

과립구

가장 수가 많은 멤버이며, 세균을 발견하면 제일 먼저 달려들어 무찌르지. 안에 균을 죽이는 알갱이를 품고 있어.

단핵구

평소에는 '청소기'처럼 죽은 세포를 먹어치워. 아메바처럼 움직이고, 혈관에서 빠져 나오면 '대식세포'로 크게 변신하여 세균을 잡아먹으며 물리쳐주지.

림프구

멤버 중에서는 덩치가 작기 때문에 바이러스 등 작은 악당을 물리치지. 한 번 무찌른 상대를 기억했다가, 두 번째 만나면 더 재빠르게 공격하는 특징이 있어. 공격 명령을 내리는 '헬퍼 T', 명령을 받아서 공격하는 '킬러 T', 무기를 만드는 'B' 등, 몇 개의 종류로 나눠진다고 해.

백혈구의 팀플레이는 에이스 수준, 또는 그 이상!

멤버들은 서로 연락을 주고받으며, 팀으로 협력해서 몸속에 침입한 세균이나 바이러스 등을 공격해. 그 덕분에 상처나 병에 걸려도 나을 수 있고 감기에 걸리지 않을 수 있는 거야.

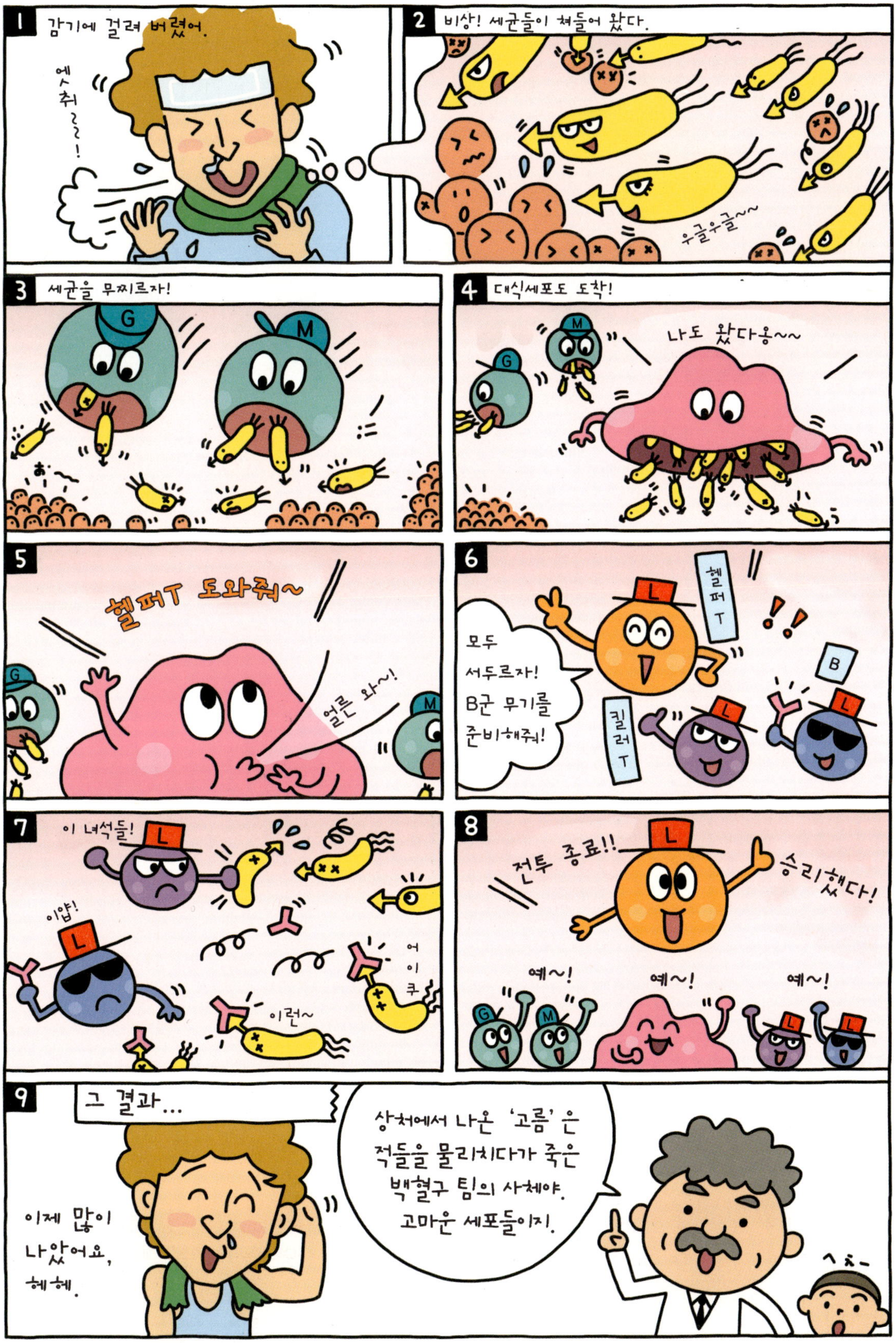

1 감기에 걸려 버렸어.
엣취~!
2 비상! 세균들이 쳐들어 왔다.
우글우글~~
3 세균을 무찌르자!
4 대식세포도 도착!
나도 왔다옹~~
5 헬퍼T 도와줘~
얼른 와~!
6 헬퍼T
!!
모두 서두르자! B군 무기를 준비해줘!
B
킬러T
7 이 녀석들!
이얍!
어이쿠
이런~
8 전투 종료!!
승리했다!
예~!
예~!
예~!
9 그 결과…
이제 많이 나았어요, 헤헤.
상처에서 나온 '고름'은 적들을 물리치다가 죽은 백혈구 팀의 사체야. 고마운 세포들이지.

난 A 형이라던데 …
혈액형은 어떻게 결정되는 걸까?

"A형은 소심하고, B형은 이기적이고, O형은 고집이 세고, AB형은 예측불가야."
이런 식으로 혈액형에 따라 성격을 예상하는 얘기들을 들어봤지? 혈액형이란 대체 뭘까?
적혈구의 표면에는 어떠한 '표시'가 있는데, 이 '표시'로 사람의 혈액형이 결정되어 A, B, AB, O 4가지로 분류되지. 또 혈장 속에는, 자신과 다른 것이 들어올 때 그것과 결합되어 무력화시키는 '항체'가 있어. 사람의 항체에는 2종류가 있고, 그림에 나와 있듯 혈액형에 따라 달라.

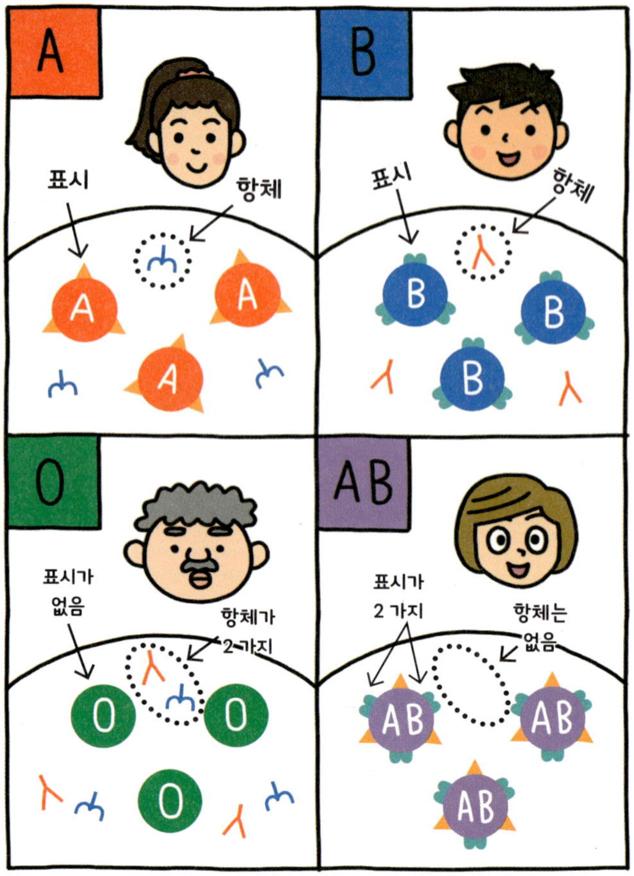

같은 혈액형끼리만
주고받기!

큰 상처를 입거나 수술을 받을 때 혈액이 부족할 수 있어. 그럴 때 다른 사람의 혈액을 받을 수 있는데, 이것을 '수혈'이라고 부르지. 수혈은 A형은 A형에게, B형은 B형에게 받아야 해. 만약 다른 혈액형의 피를 받게 되면, '항체'와 '표시'가 결합되어 몸속에서 혈액이 굳어버릴 수 있으니 위험해!
이 위험을 'ABO 불일치에 의한 용혈 수혈 부작용'이라고 하는데, 1900년 ABO 혈액형을 발견하신 카를 란트슈타이너 박사님 덕분에 예방할 수 있게 되었지.

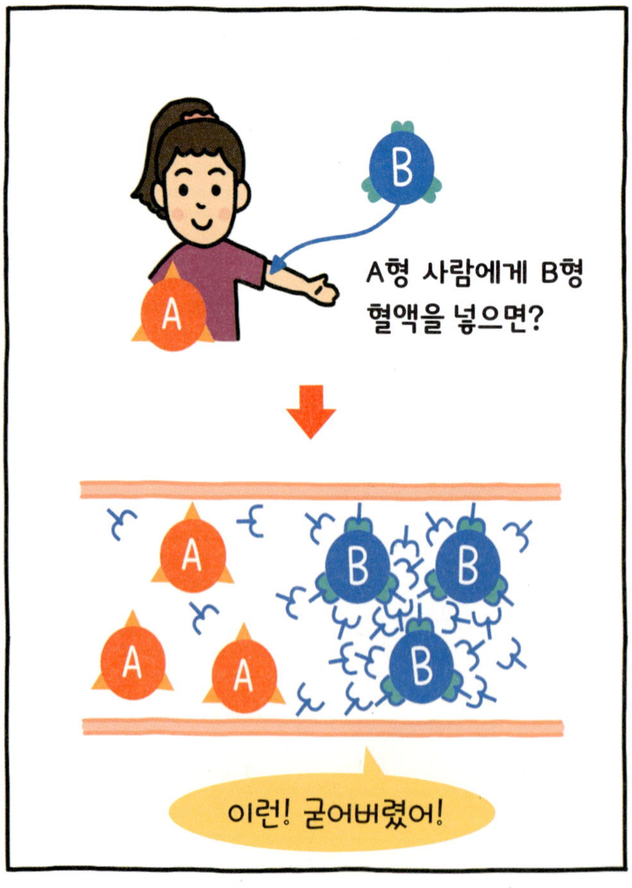

사람 vs

다른 생물의 몸속 전격 비교 !!

동물도 혈액형이 있을까?

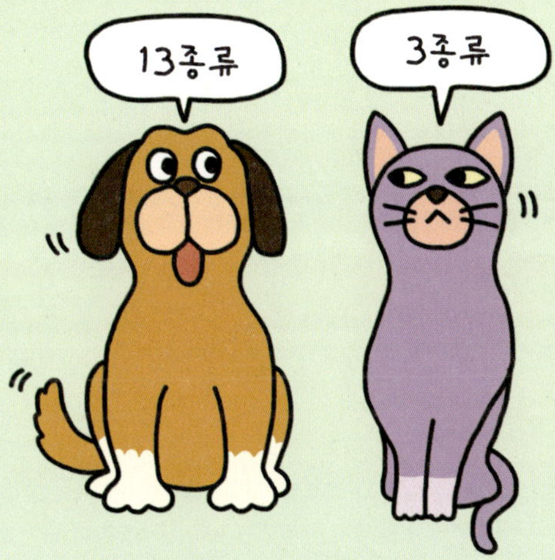

개와 고양이에게도 혈액형이 있어. 개의 혈액형은 13종류나 되고, 한 마리의 개가 몇 종류의 혈액형을 갖고 있기도 하다니 엄청 복잡하지? 고양이는 사람과 비슷하여, A, B, AB 이렇게 3종류의 혈액형으로 나뉘는데, 일본 내 고양이는 대부분 A형이며, AB형 고양이는 매우 적다고 해.

만물박사의 인체관련 속보!

혈액의 알갱이를 발견한 사람, 레벤후크!

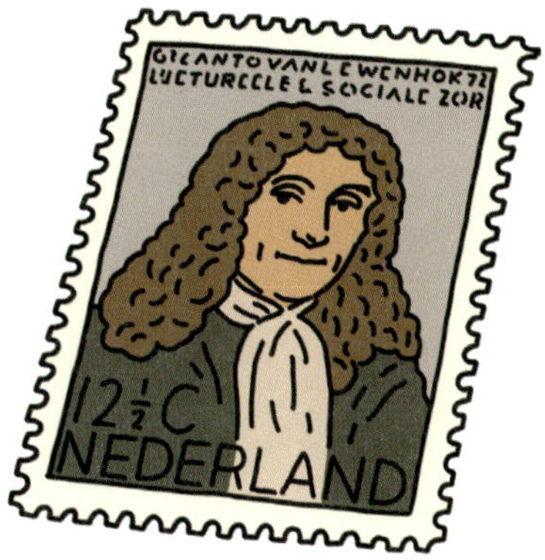

지금으로부터 400여 년 전, 직접 만든 현미경을 이용해 혈액 속에 알갱이가 있다는 것을 발견한 사람이 있었어. 바로 네덜란드의 레벤후크라는 사람이야. 레벤후크는 과학자가 아닌, 포목상 일을 하고 있던 사람이었는데, 특이한 취미가 있었지.

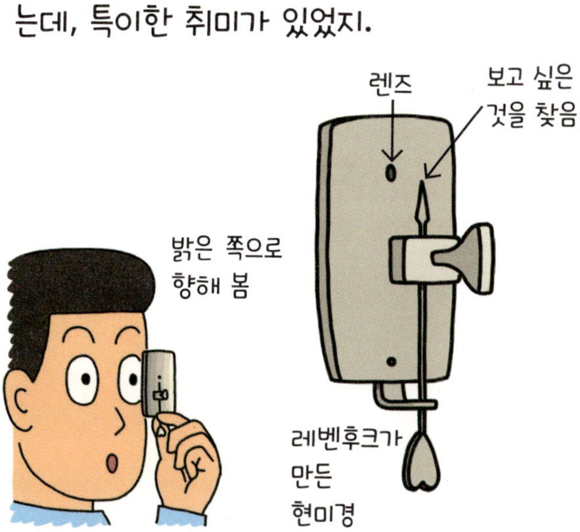

바로 눈에 보이지 않는 미세한 것들을 보고 싶다는 호기심에 직접 만든 현미경을 이용하여 다양한 것들을 관찰하는 것. 그러던 어느 날 레벤후크는, 모세혈관을 들여다보다가 혈관 속에 노란 알갱이가 흐르고 있는 것을 발견하게 됐어. 세계 최초로 적혈구를 보고 그것을 알린 사람이 된 것이야. 레벤후크는 그 외에도 자기 몸속 폐에 있는 세균도 발견했다고 하니 괴짜지만 대단한 공로를 세웠지?

커다란 화학공장

간

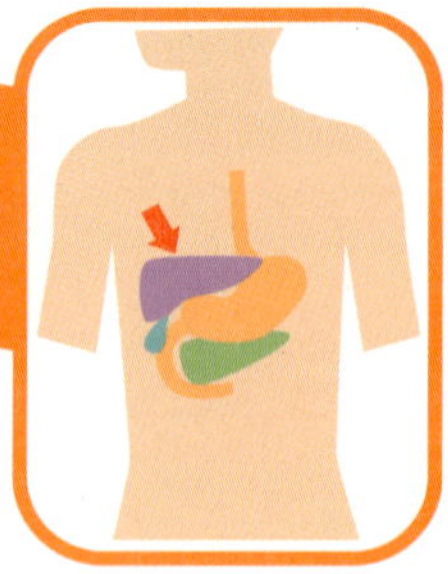

간은 혈액 속에 용해된 영양소나 불필요한 성분이 모이는 장소야. 영양소를 축적하기 위해서 모양을 다시 만들거나, 불필요한 것을 안전한 성분으로 바꾸는 등 몇 가지 역할을 맡고 있지.

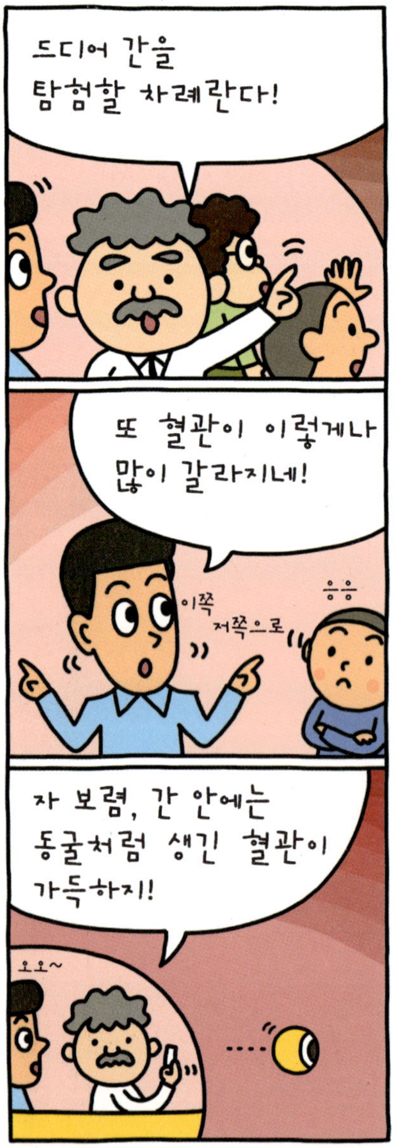

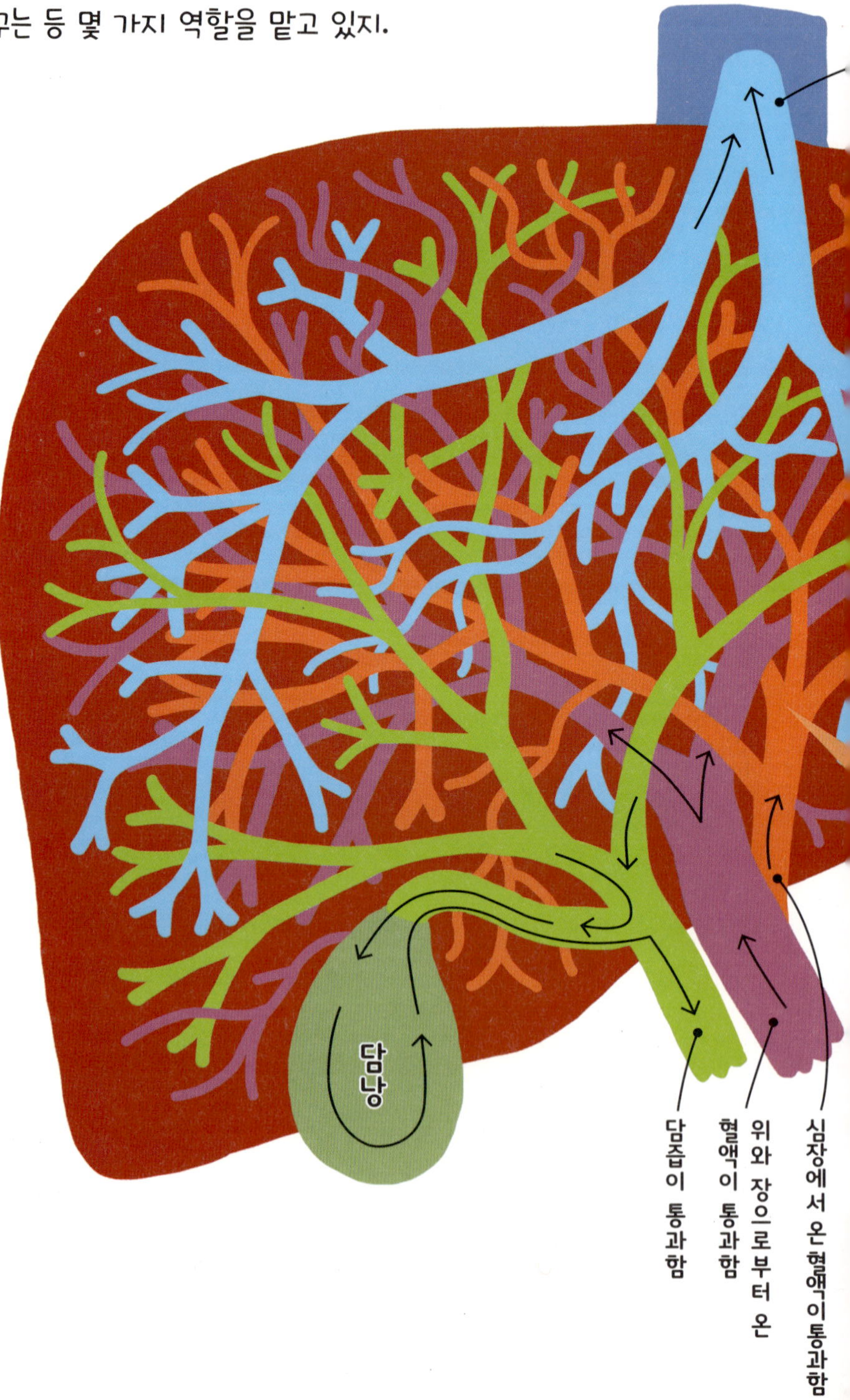

크고 무겁다 !

어른의 간은 좌우 길이 25cm, 두께 7cm, 무게는 1~1.4kg 정도나 된대. 뇌와 거의 비슷한 수준이니 몸속에서 상당히 묵직하지? 간이 붉은 색인 이유는 입술의 경우와 비슷해. 1분 동안 1.1~1.5 L의 혈액이 흐를 정도로 혈액이 많이 포함되어 있어 붉게 보이는 거야.

동굴로 가득 찬 육각 블록 ?

간은 참깨 알갱이 크기의 육각형 블록 50만~100만 개로 이루어져 있다고 해. 각 블록 속에는 간세포가 판자처럼 가지런히 들어 있어. 또 블록 속의 혈관은 약간 특별한데, 판자(간세포) 양쪽을 메우고 블록 전체에 마치 동굴처럼 뻗어 있지. 위나 장을 거쳐 들어온 혈액은 간을 지나가는 동안 영양이나 몸에 불필요한 것을 건네준다지.

심장에 되돌아가는 피가 지나가는 중

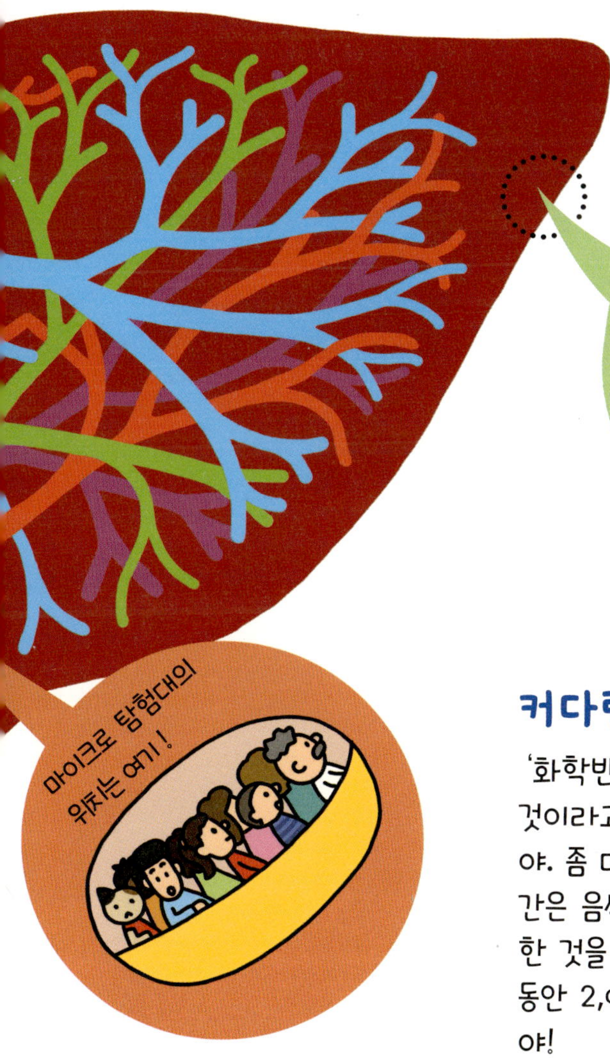

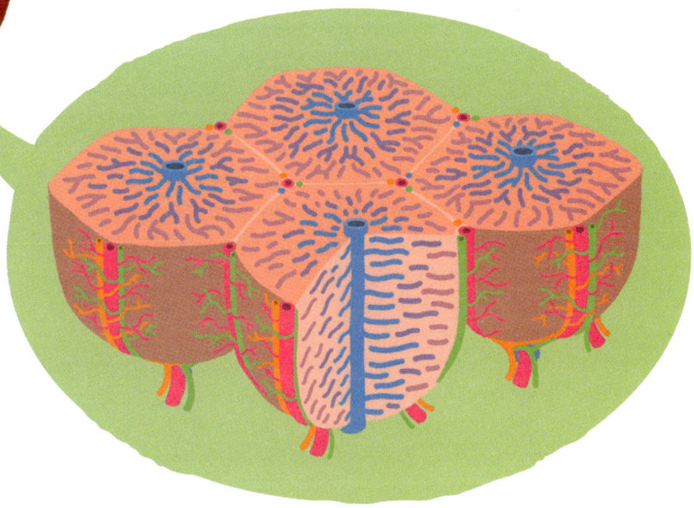

커다란 화학공장

'화학반응' 이란 성분을 재구성하거나 분해하여, 다른 것으로 만드는 것이라고 할 수 있어. 간이 담당하는 역할은 바로 이 '화학반응' 이야. 좀 더 자세히 얘기해 볼까?

간은 음식물의 영양소를 몸에 적합한 것으로 다시 만들거나, 불필요한 것을 분해하여 안전하게 버릴 수 있도록 바꿔주지. 간은 단 1초 동안 2,000여 번의 '화학반응' 이 일어나는 대형 화학공장인 셈이야!

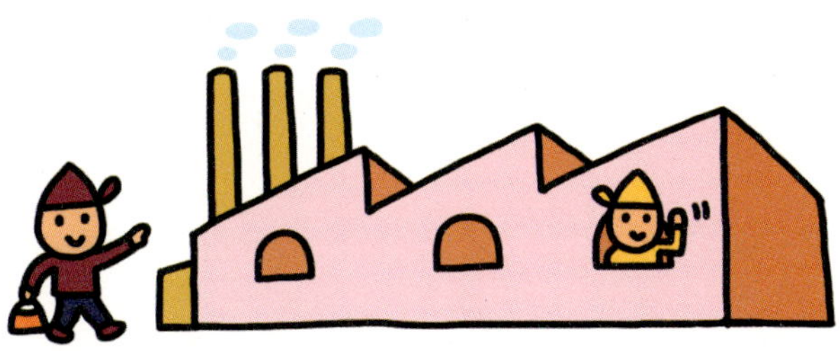

위와 장으로부터 온 혈액은 이렇게 모인다!

음식물을 소화하기 위해서 위나 장에는 많은 혈관이 통과하고 있어. 음식물에서 흡수한 영양을 운반하기 위해서이기도 하고. 혈액은 바로 옆의 그림처럼 흐르니 같이 살펴보자.

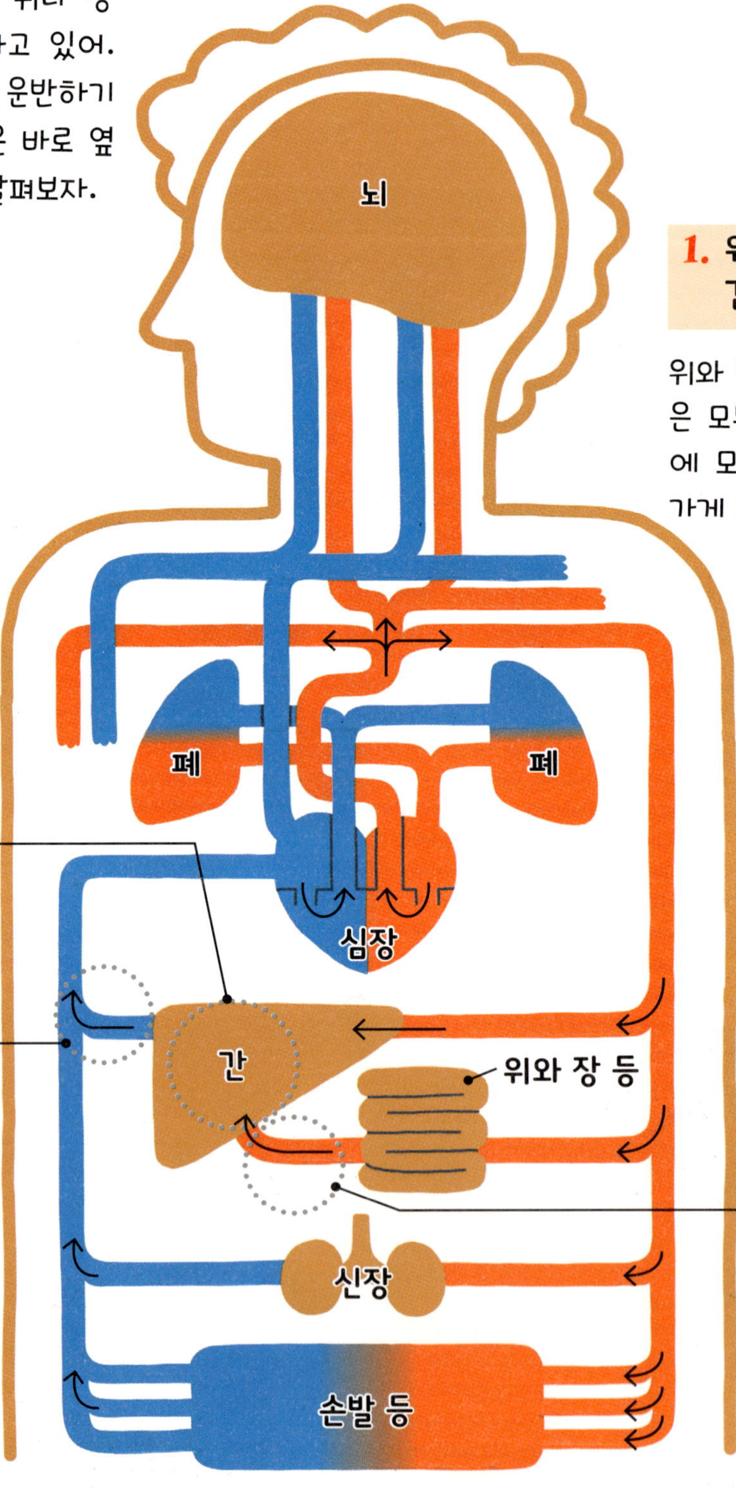

1. 위와 장에서 간으로 이동!

위와 장을 통과한 혈액은 모두 한 개의 혈관에 모아져 간으로 들어가게 돼.

2. 혈액 속 성분을 한데 모으자.

간 속에 그물망처럼 펼쳐져 있는 혈관을 통과하는 동안, 혈액에 녹아 있는 것을 재구성하지.

3. 심장으로 귀환!

간에서 열심히 다시 만든 것을 받아서 심장으로 돌아가게 돼.

간이 담당하는 5 가지 역할

슈퍼 화학공장인 간의 역할은 크게 5가지로 볼 수 있어. 이 역할들은 생명을 유지하기 위해 반드시 필요한 것들이니, 자세히 알아보자.

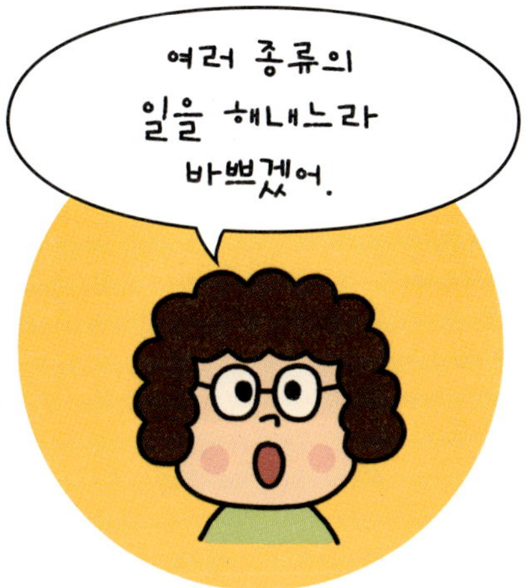

1. 음식물의 영양소를 재구성해야지.

음식물에 들어 있는 영양소 중엔 그대로 사용할 수 없는 것도 많아. 그래서 간이 혈액 속의 영양소를 섭취한 후 체내에서 바로 사용할 수 있도록 바꿔주는 거야.

밥이나 빵의 전분을 쉽게 섭취할 수 있는 형태로 바꾸는 작업

고기 등의 단백질을 체내 다양한 장소에서 사용할 수 있는 형태로 바꾸는 작업

기름이나 지방을 섭취하기 쉬운 형태로 바꾸는 작업

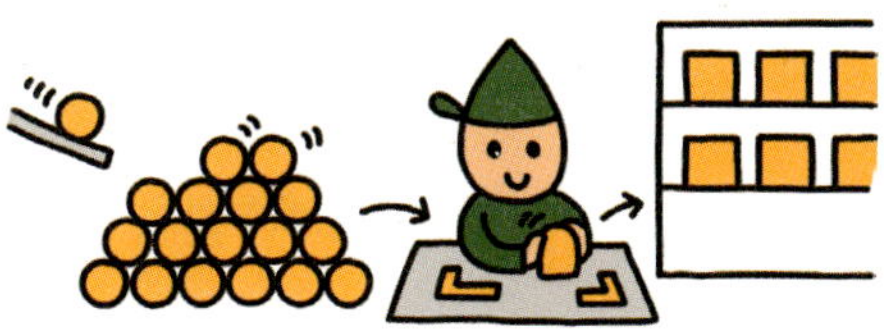

2. 유비무환: 미리 준비하면 걱정이 없지!

밥이나 빵 종류의 전분은 몸속에서 '당질'로 분해되는데, 이 '당질'은 몸을 움직이는 에너지이기 때문에 부족하면 위험해. 따라서 간은 항상 혈액 속의 '당질'의 상태를 꼼꼼히 확인하다가, 양이 적어지면 섭취한 '당질'을 바로 사용할 수 있는 형태로 다시 바꿔서 혈액으로 보내주지.

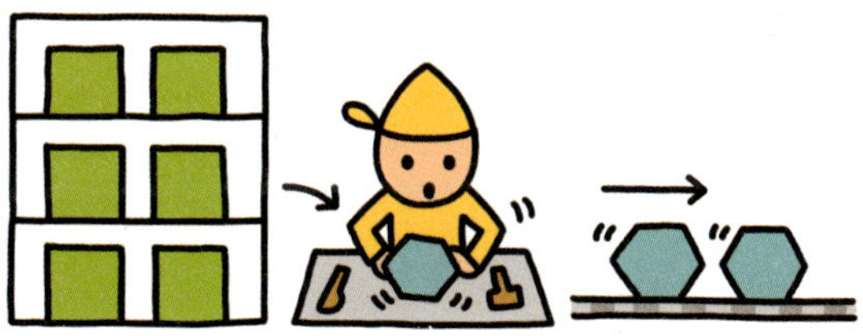

이것까지 알면 내가 바로 만물박사!

공장에서 나온 열로 후끈후끈하게!

간에서 다양한 화학반응이 일어날 때 많은 에너지가 사용되게 돼. 그때 열이 발생하고, 그 열이 체온을 항상 36~37도 정도로 유지하게 해주지.

3. 불필요한 것은 분해해서 버리자.

장에서 단백질 등이 분해되면 암모니아가 생기게 되는데, 이 암모니아는 쌓이면 독성을 띠게 돼. 그래서 간은 암모니아를 '요소'라는 안전한 것으로 바꾼 후 소변에 섞여서 몸 밖으로 배출되게 하지. 또 약이나 술 등, 원래 몸에 없는 것도 분해하여 소변에 녹여 밖으로 내보내줘.

4. 담즙도 한번 만들어볼까?

'담즙'(→ 16p)이란 담낭에서 나오는 '액체'로, 지방을 쉽게 분해하는 힘을 가지고 있대. 어떻게 활용되냐면 첫 번째, 간은 하루에 0.7~1 L의 담즙을 만들어서 담낭으로 보내주지. 두 번째, 담낭이 수분을 흡수하여 끈적끈적한 액으로 만들고, 세 번째, 십이지장으로 전달하여 음식물의 소화를 도와주는 순서로 진행돼.

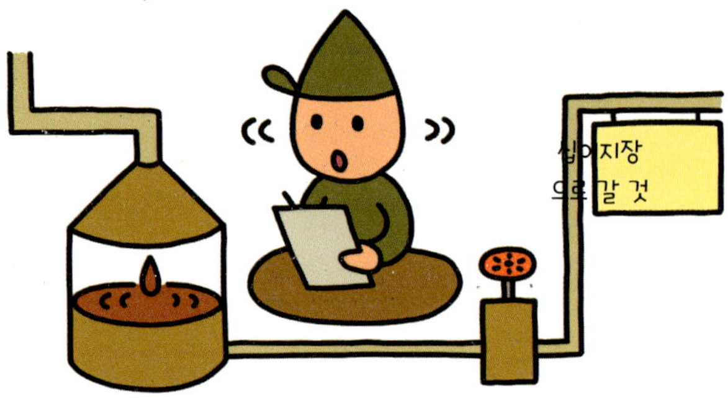

5. 적혈구는 불사신?!

몸속에 산소를 운반해주는 적혈구(→ 43~44p)는 나이가 들면 그 능력이 약해진다고 해. 그런 적혈구는 비장이나 간에서 분해되는데, 그때 안에 있던 철분은 새로운 적혈구에 재활용되고 나머지 성분은 담즙의 재료로 사용되지. 다른 형태로 다시 부활하는 셈!

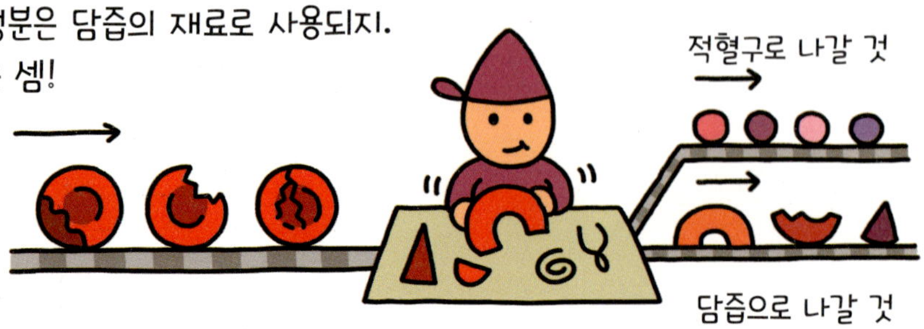

이것까지 알면 내가 바로 만물박사!

'중요(肝心)하다'고 말할 때 한자의 의미는 무엇?

'그 부분이 중요(肝心)하다!' 또는 '중요(肝心)한 시기에 자리를 비웠다' 등의 표현이 이웃나라 일본에 있다고 해. '중요(肝心)하다'에서 한자는 바로 몸속의 간과 심장을 가리키는데, 간과 심장이 중요한 기능을 한다는 점을 옛날 사람들도 알고 있었다는 의미겠지?

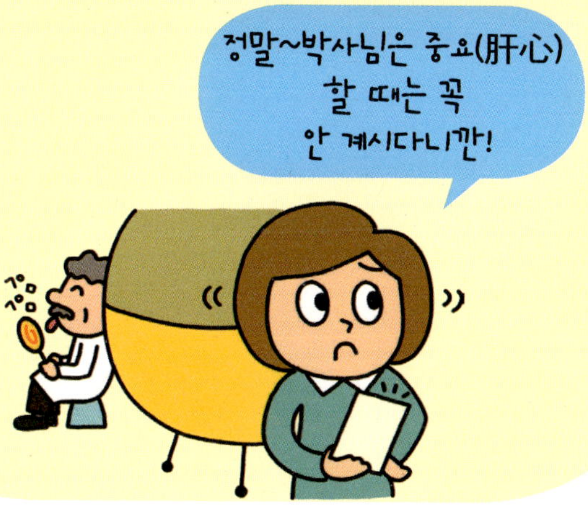

정말~박사님은 중요(肝心)
할 때는 꼭
안 계시다니깐!

이것까지 알면 내가 바로 만물박사!

몸속에 불사조가 한 마리 있다면?!

사람의 간은 4분의 3이 잘려나가도 한 달 후면 본래의 크기로 돌아오고, 3개월 정도 지나면 정상 기능을 회복한다고 해. 이렇게 회복력이 대단한 내장은 간뿐이야. 그만큼 몸속에 없어서는 안 될 중요한 내장이란 소리겠지?

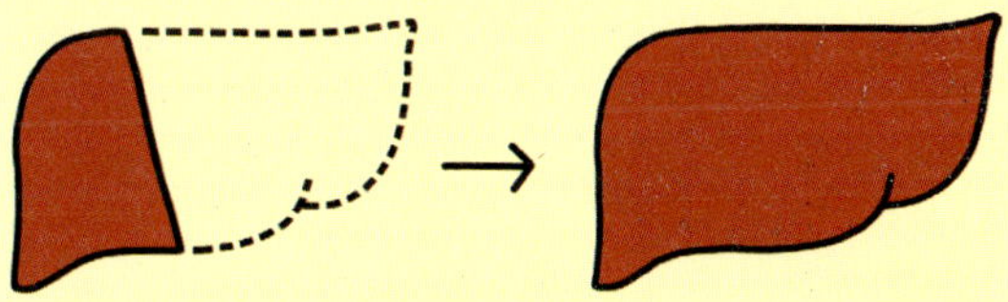

사람 vs

다른 생물의 몸속 전격 비교!!

게장 좋아하는 사람이라면 꼭 한번 읽어보자!

새우나 게에는 사람과 같은 간이 따로 없다고 해. 하지만, 동일한 기능을 하는 곳은 있는데…게장 좋아하는 사람은 다들 알거야! 바로 게의 등딱지를 떼면 황토색의 부드러운 부분인데, 영양소를 저장하거나 다른 것으로 바꿔주는 등, 간장과 췌장을 합쳐 놓은 기능을 맡고 있대. 또 오징어의 '창자'에 해당되는 부위도 사람으로 치면 간이라고 해.

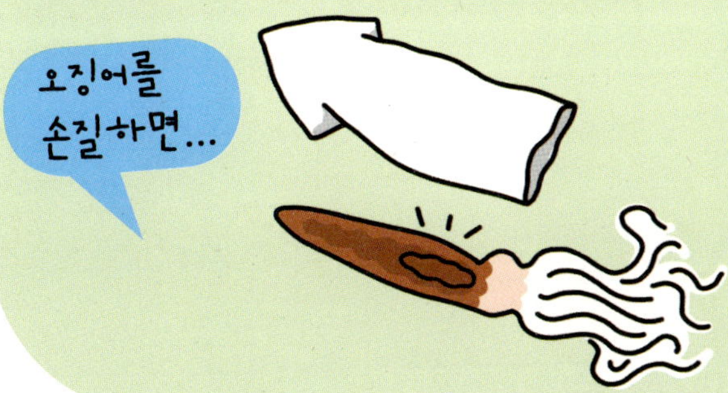

오징어를
손질하면…

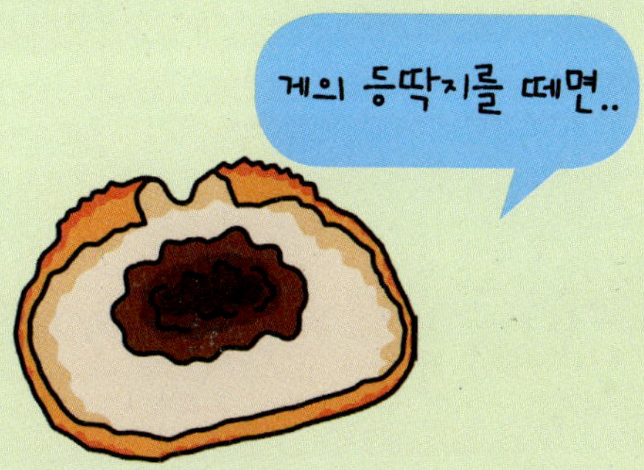

게의 등딱지를 떼면..

오줌을 만드는 기~~다란 관

신장

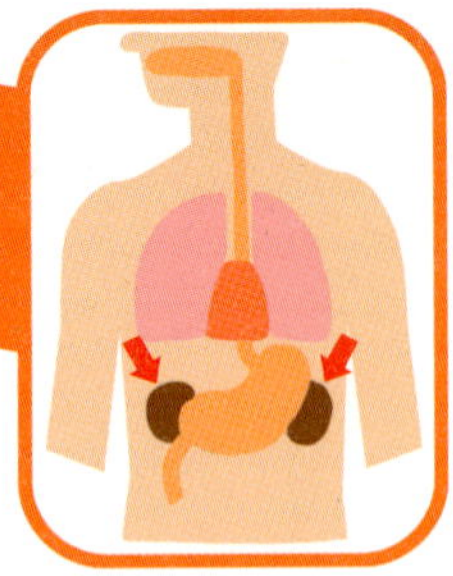

우리 몸은 불필요한 것을 오줌에 녹여서 몸 밖으로 버리지. 신장은 바로 이 오줌을 만들어 몸속 수분의 양이나 미네랄의 균형을 유지하는 기능을 담당해.

혈액과 신장의 협동 작업=대청소!

우리 몸은 음식물이나 오래된 체내 부품 등을 분해하기 때문에, 그 후에 남은 것들은 불필요한 것들이라고 볼 수 있어. 혈액은 몸속을 순환하면서 그러한 불필요한 것들을 모아 신장으로 운반해줘. 그럼 신장은 혈액 속의 필요한 것과 불필요한 것을 구분한 다음 불필요한 것들을 내다버리고 말이야. 그럼 몸속이 아주 깨끗해지겠지?

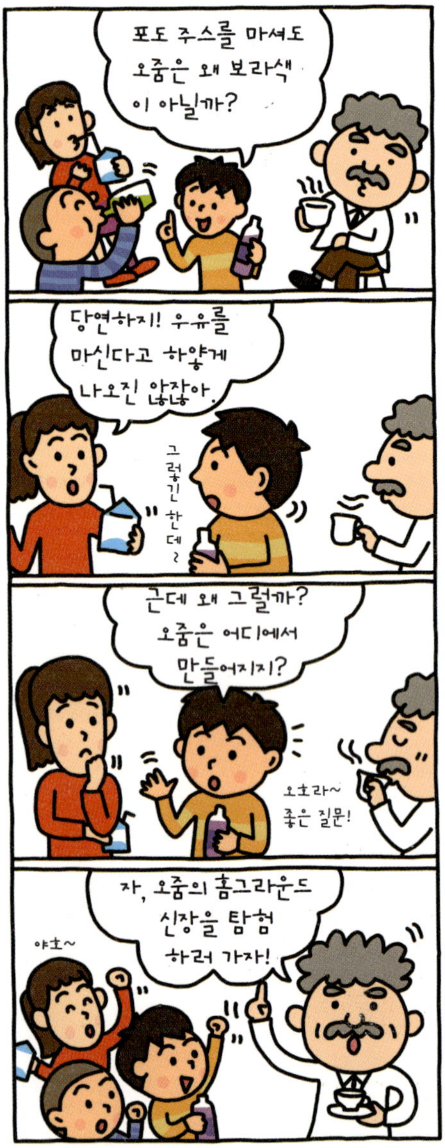
포도 주스를 마셔도 오줌은 왜 보라색이 아닐까?
당연하지! 우유를 마신다고 하얗게 나오진 않잖아.
그렇긴 한데?
근데 왜 그럴까? 오줌은 어디에서 만들어지지?
오호라~ 좋은 질문!
자, 오줌의 홈그라운드 신장을 탐험하러 가자!
야호~

분해공장

간

암모니아 등의 독소를 분해하여 안전한 형태로 바꿔주지.

청소센터

신장

혈액으로부터 불필요한 성분을 받은 후 오줌을 통해 몸 밖으로 내보내서 피를 깨끗하게 하지.

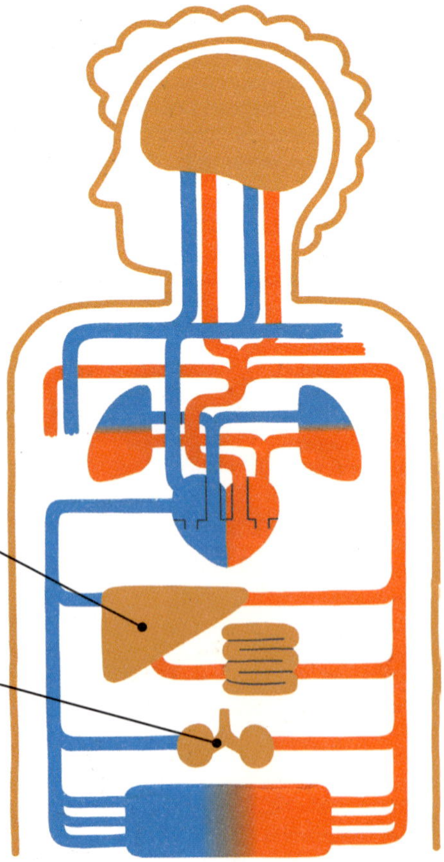

주먹보다 약간 더 큰 사이즈 !

누에콩 모양의 신장은 등 쪽(허리보다 위쪽) 좌우에 하나씩 자리를 잡고 있어. 한 개의 무게는 130g 정도이고, 크기는 주먹보다 약간 크다고 해.

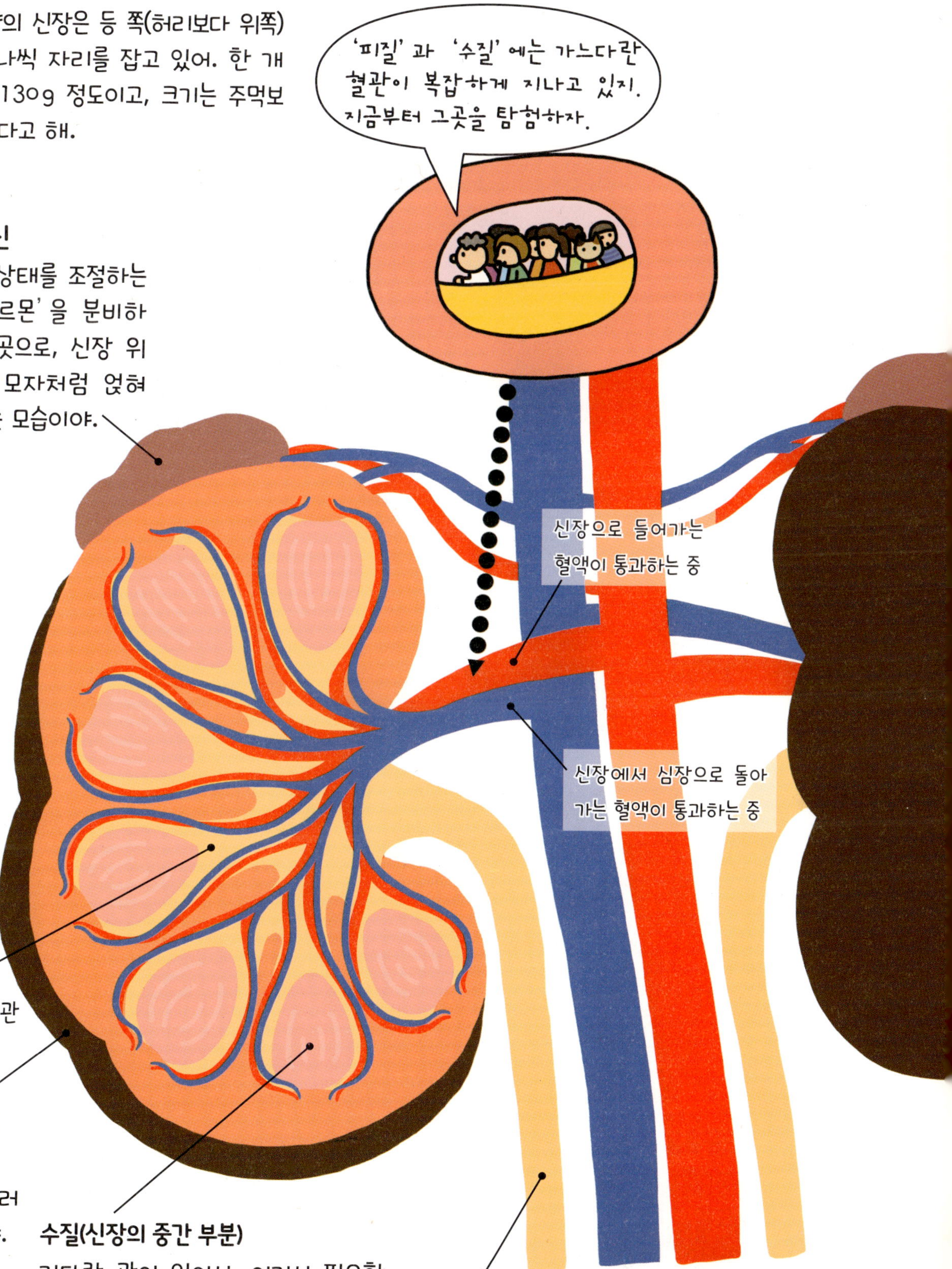

부신
몸 상태를 조절하는 '호르몬' 을 분비하는 곳으로, 신장 위에 모자처럼 얹혀 있는 모습이야.

신우
오줌이 모이는 관

피질(신장의 바깥 부분)
혈액을 걸러 내는 장소야.

수질(신장의 중간 부분)
기다란 관이 있어서, 여기서 필요한 것은 재활용하고 불필요한 것은 버린다고 해.

요관
오줌을 방광(→ 57p)으로 운반하는 관

혈액 → '오줌의 원료'

신장의 '피질' 이라는 곳에는 가는 혈관(모세혈관)이 수많이 있는데, 그 끝이 마치 털실뭉치처럼 덩어리져 있다고 해. 혈관에는 무수히 많은 작은 구멍이 있고, 그것을 둘러싼 주머니 속으로 수분이 나오게 되지. 이때 적혈구나 백혈구, 단백질 등은 혈액 속에 남지만, 다른 것은 주머니 속으로 빠져 나와 '오줌의 원료(원뇨)' 가 되는 거야. 주머니 끝은 꼬불꼬불한 관으로 되어 있고, 이윽고 방광으로 연결되게 되지. 한 개의 신장에 이런 구조가 100만 개나 있다니, 합하면 200만 개나 되는 거야!

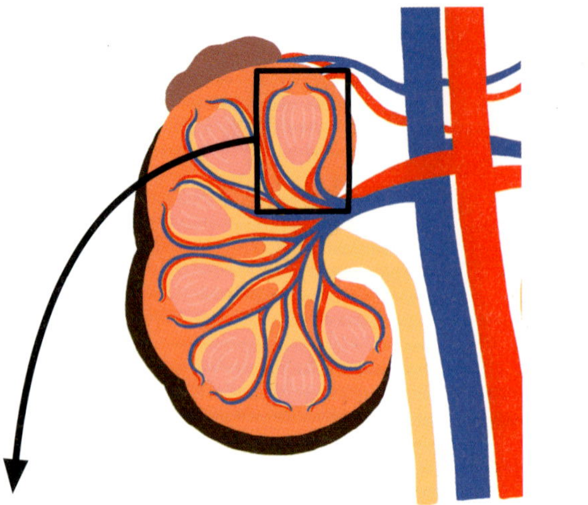

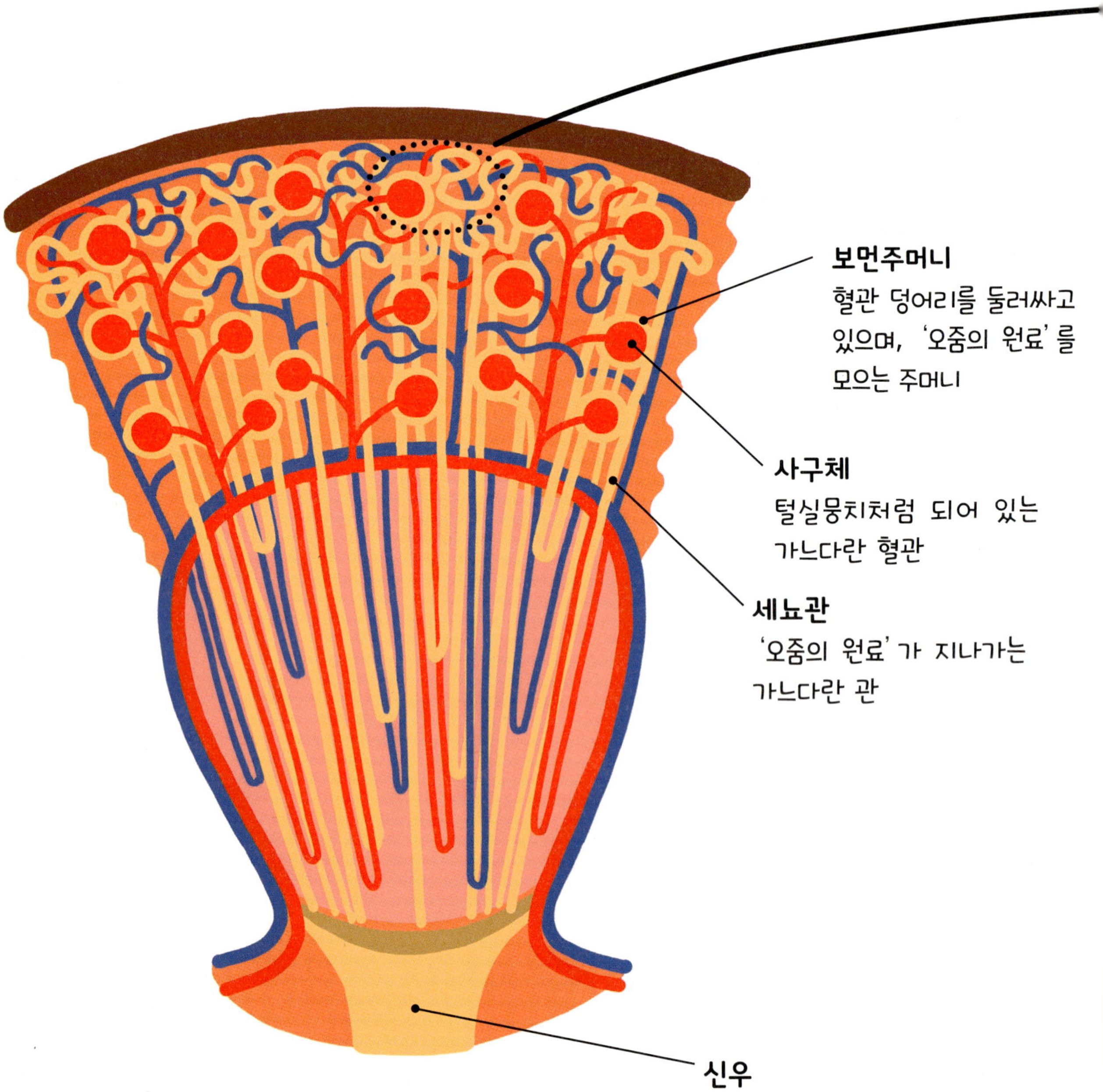

 참고문헌 『新版からだの地図帳』(佐藤達夫監修／講談社)

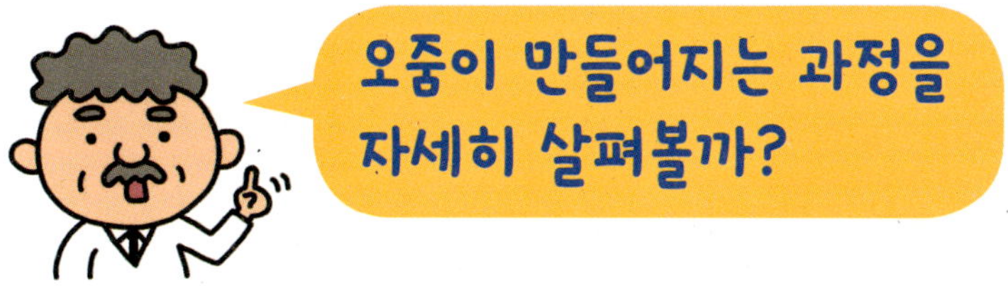

40~80 km에 걸쳐 펼쳐진 재활용센터

'오줌의 원료'가 통과하는 가는 관 하나의 길이는 2~4 cm에 불과하지만, 신장 2개의 가는 관을 모두 합하면 길이가 40~80 km에 이르게 돼. '오줌의 원료'가 이 길을 지나가는 동안 재활용할 수 있는 성분은 다시 혈관 속으로 되돌려 보내니, 정말 알뜰하지?

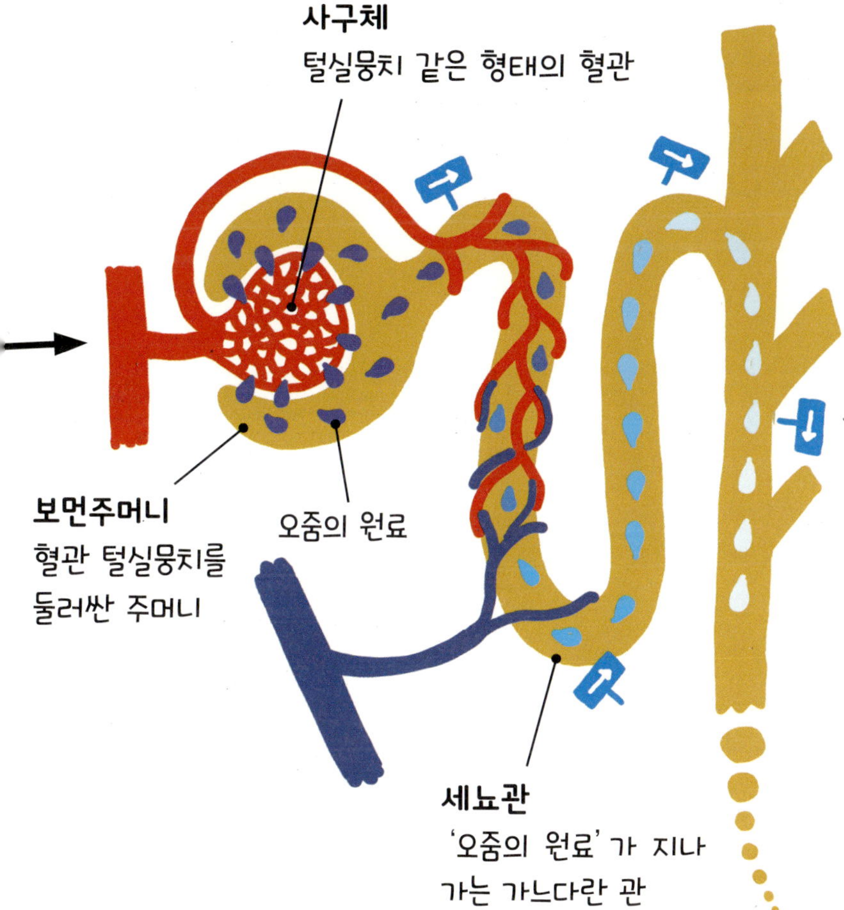

드럼통 7개 분량의 혈액이 통과하는 중!

털실뭉치 같은 형태의 혈관에서 1분 동안 컵 절반 정도의 혈액이 체에 걸러진 다음, 주머니 속으로 나온다고 해. 하루 동안의 양을 계산하면 1,400~1,500 L로, 커다란 드럼통 7개 정도의 수준이야.

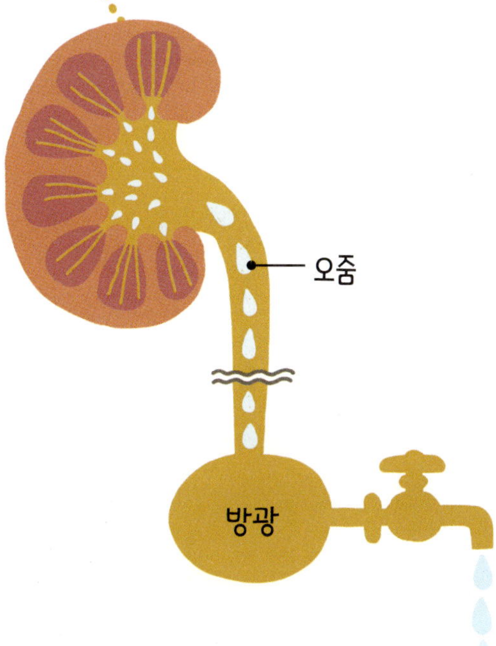

오줌은 고작 1%

드럼통 7개 분량의 혈액에서 '오줌의 원료'가 140~150 L쯤 만들어진대. 그렇지만 가느다란 관을 지나는 동안 99%는 혈관에 다시 흡수된 후 몸속으로 되돌아가게 돼. 나머지 1%가 오줌으로 나오고, 그 양은 하루 1.5 L 정도가 되지. 만약 150 L가 전부 오줌으로 나온다면, 우린 지금보다 100배쯤 화장실을 자주 갔을지도 몰라. 화장실을 가느라 잠도 제대로 못 잤겠지?

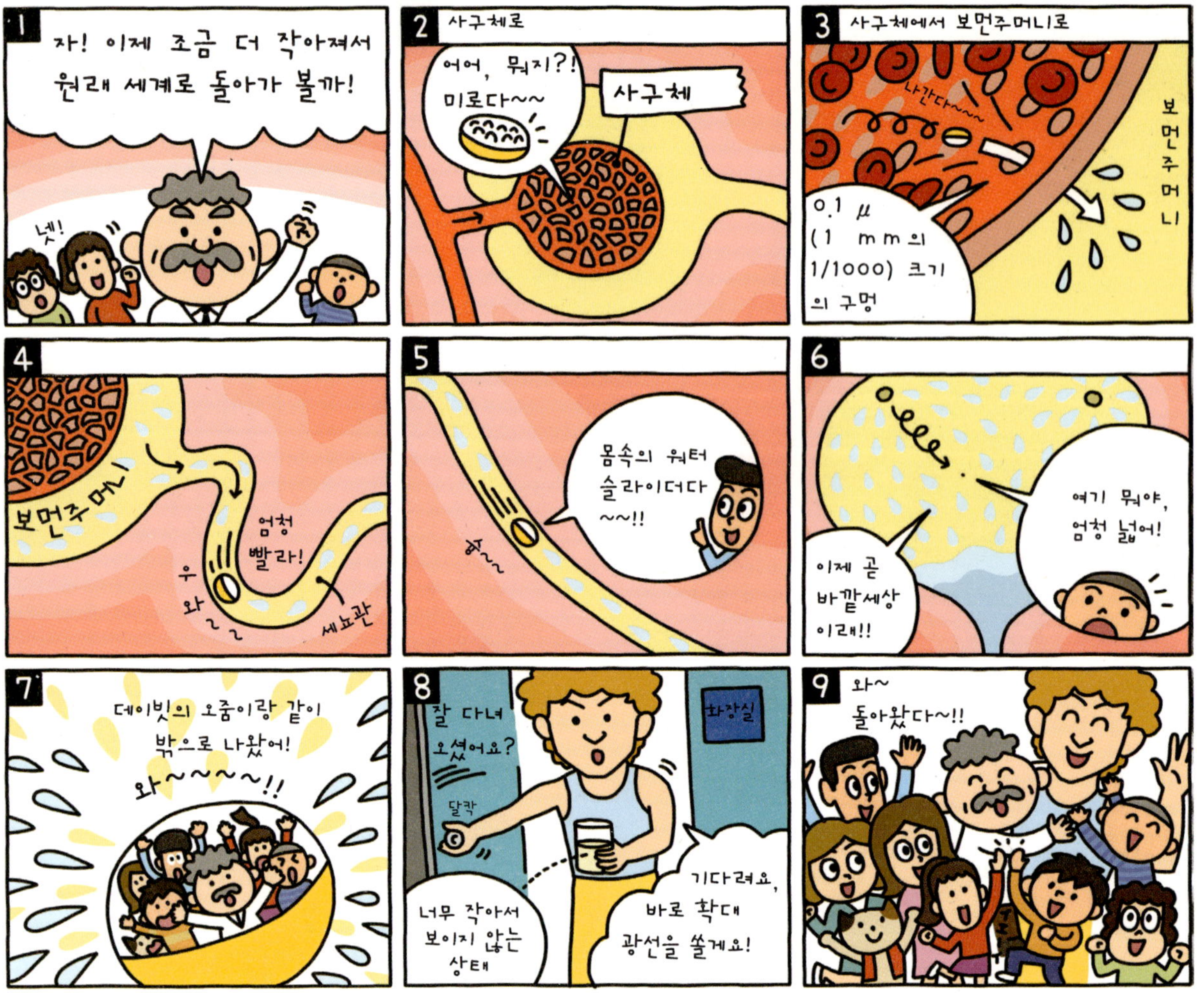

오줌 색은 왜 노랗지?

오줌 색이 노란 것은 혈액 속의 적혈구(→43~44p) 때문이야. 그 이유는 바로 오래된 적혈구가 간에서 분해되어 신장에 도착하면 다른 것으로 바뀌어 노랗게 되고, 이것이 오줌 색이 되는 거야.

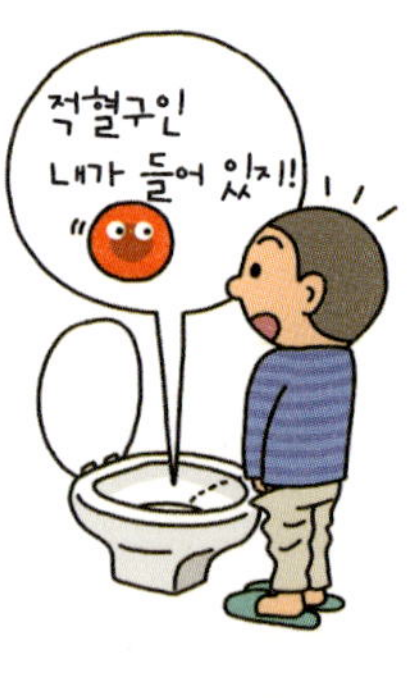

뱃속에서도 아기가 오줌을 눈다고!?

뱃속의 아기는 탯줄을 통해 영양소를 섭취해. 아기가 몸은 움직일 때 오줌도 조금씩 나오는데, 아기의 혈액 속 불필요한 것들은 어머니의 몸이 대신 처리해주기 때문에 오줌은 매우 깨끗한 상태야. 이러한 오줌은 그대로 아기가 떠다니는 물(양수)이 된대.

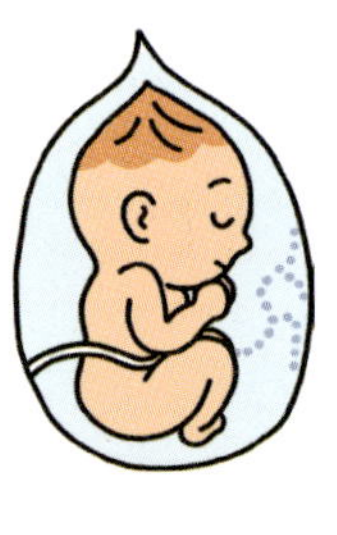

이것까지 알면 내가 바로 만물박사!

우주인의 오줌을 재활용한다고?

우주정거장에서는 우주인의 오줌으로 마실 물을 만든다고 해. 충격적이지? 우주에서 생활하려면 1인당생활하려면 하루 2 L의 마실 물이 필요한데, 지구에서 다 가져오기 어렵기 때문이래. 따라서 승무원 전원의 오줌을 모아서 깨끗하게 여과하고 소독한 후 마시고 지낸다니, 우주인은 정말 여러모로 대단하구나!

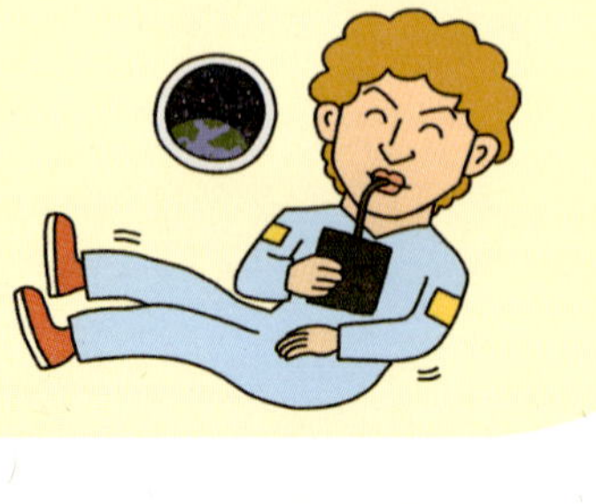

사람 vs

다른 생물의 몸속 전격 비교!!

다른 생물들도 다 오줌을 눌까?

모든 생물은 몸속에 불필요한 것을 쌓아두지 않고, 오줌과 똥으로 밖으로 배출하지. 하지만 내보내는 방식은 제각각이라니, 한번 살펴볼까?

곤충

곤충은 오줌과 똥을 동시에 배출한다고 해. 매미가 누는 것은 오줌으로 보이지만, 그 속에 똥도 같이 들어가 있어. 모기는 오줌도 똥도 누는데, 찐득찐득한 것을 아주 조금 물건에 문지르듯 눈다지?

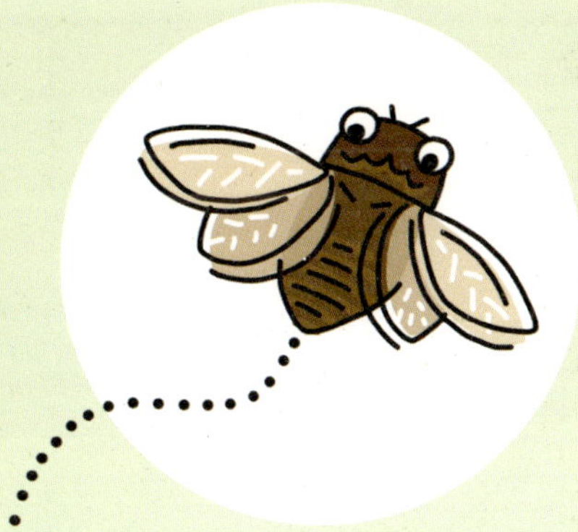

물고기

물고기도 오줌을 눈대. 바다에 사는 물고기는 바닷물을 많이 마시지만 오줌은 조금만 눈다고 해. 반대로 강이나 연못에 사는 물고기는 거의 물을 마시지 않는데도 연한 오줌을 많이 눈다네? 왜 서로 다를까? 바로 몸속의 물과 주변의 물 '농도'가 다르기 때문에, 몸속의 물을 항상 똑같은 '농도'로 유지하기 위해 오줌으로 조절하면서 이러한 차이가 생기는 거야.

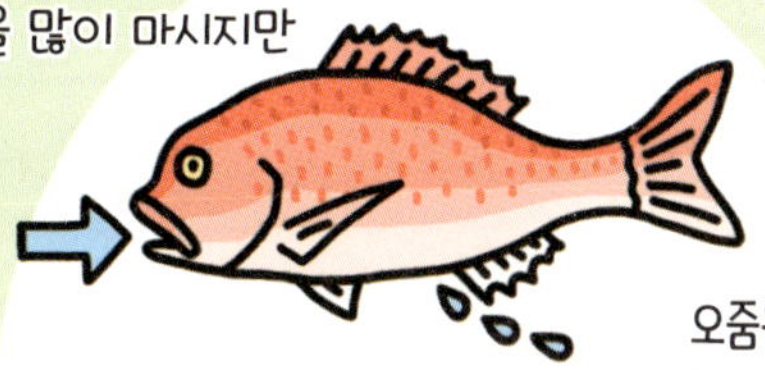

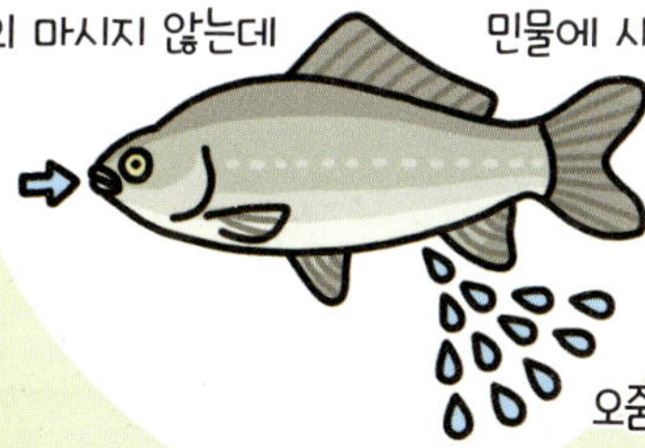

새

새들도 오줌을 누지만, 수분을 잘 흡수하고 있어서 작고 하얀 덩어리 형태로 나와. 배출될 때 오줌이 지나는 관과 똥이 지나는 관이 하나로 모아져, 똥과 같이 엉덩이로 나온대. 새똥은 흰 빛을 띠는 것이 많은데, 그 하얀 부분이 똥이 아니라 오줌인 거야.

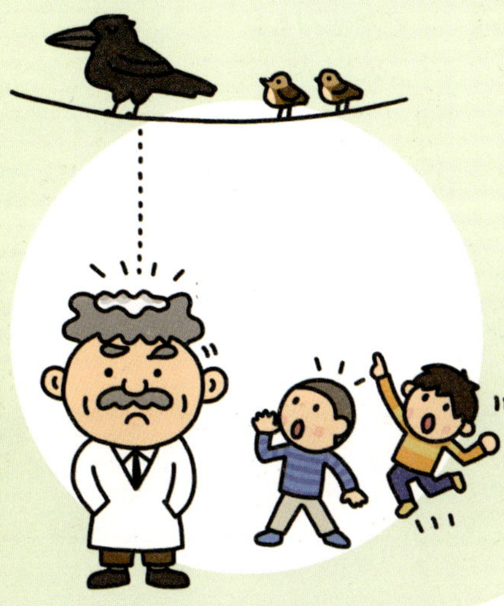

마이크로 여행 3

눈 · 귀 · 코, 그리고 뇌를 살펴보는 여행

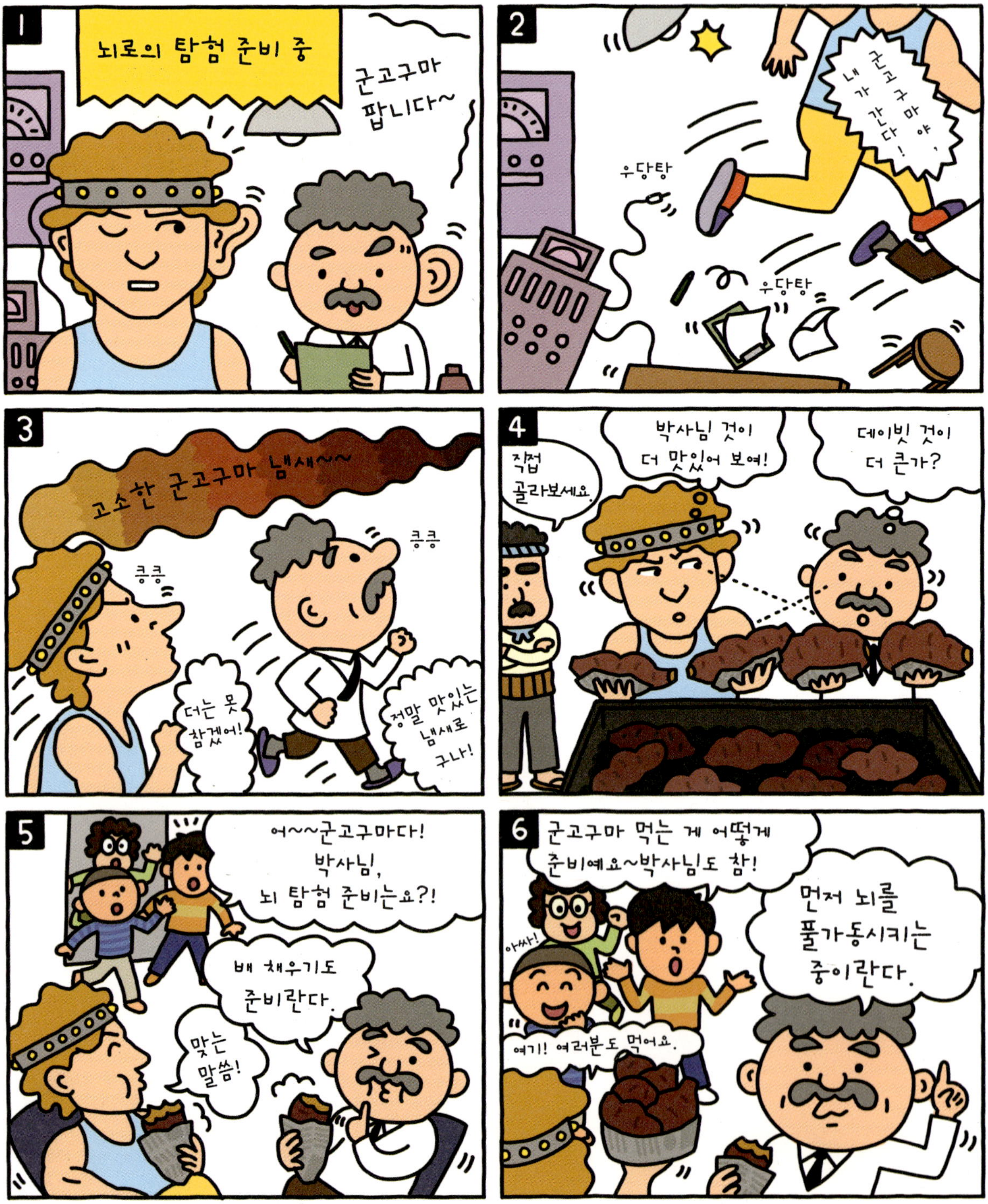
1
뇌로의 탐험 준비 중
군고구마 팝니다~
2
우당탕
군고구마야, 내가 간다!
우당탕
3
고소한 군고구마 냄새~~
킁킁
킁킁
더는 못 참겠어!
정말 맛있는 냄새로구나!
4
직접 골라보세요.
박사님 것이 더 맛있어 보여!
데이빗 것이 더 큰가?
5
어~~군고구마다! 박사님, 뇌 탐험 준비는요?!
배 채우기도 준비란다.
맞는 말씀!
6
군고구마 먹는 게 어떻게 준비예요~박사님도 참!
아싸!
먼저 뇌를 풀가동시키는 중이란다.
얘기! 여러분도 먹어요.

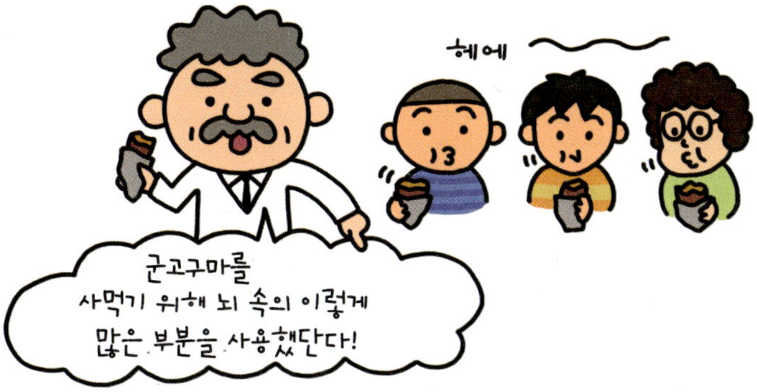

그 밖에도 말하기, 맛보기, 달리기, 손을 움직이기 등 우리가 하는 대부분의 행동이 뇌가 없다면 불가능하지! 자, 뇌와 감각의 세계로 출발하자!

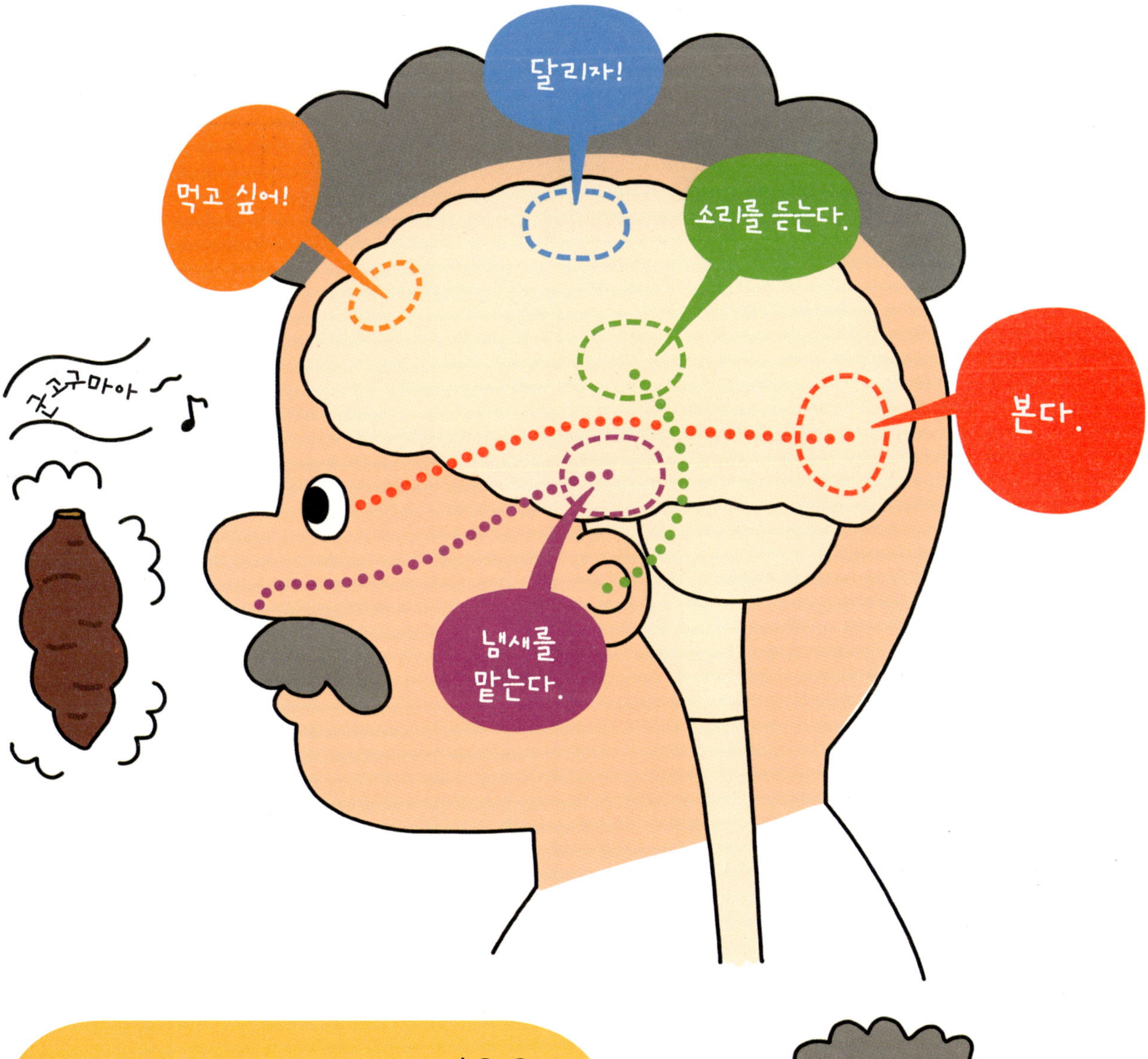

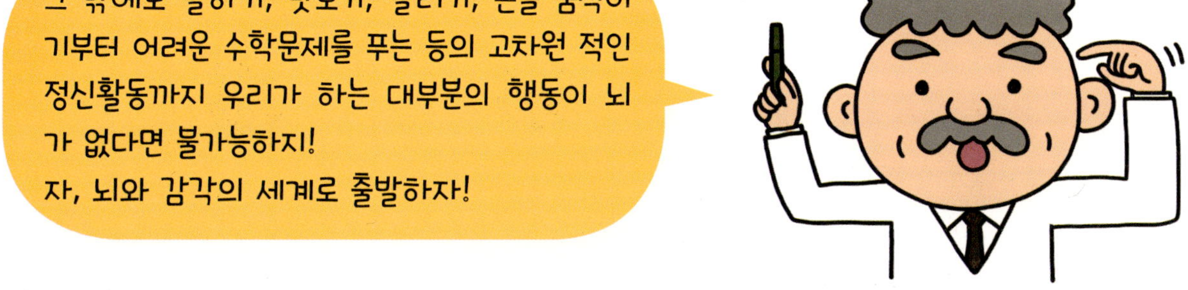

무엇이든 놓치지 않고 찍는 슈퍼 카메라

눈

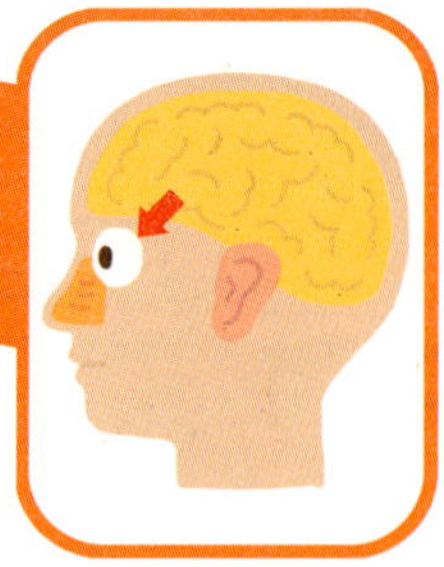

눈은 어떤 식으로 볼 수 있는 걸까? 우리 눈 속에는 렌즈나 필름과 같은 기능을 하는 것이 있고, 구조는 카메라와 매우 비슷하다고 해.

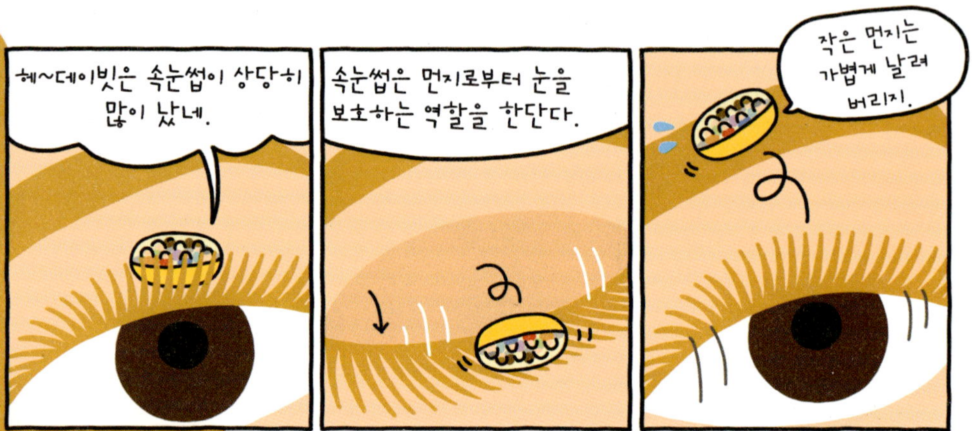

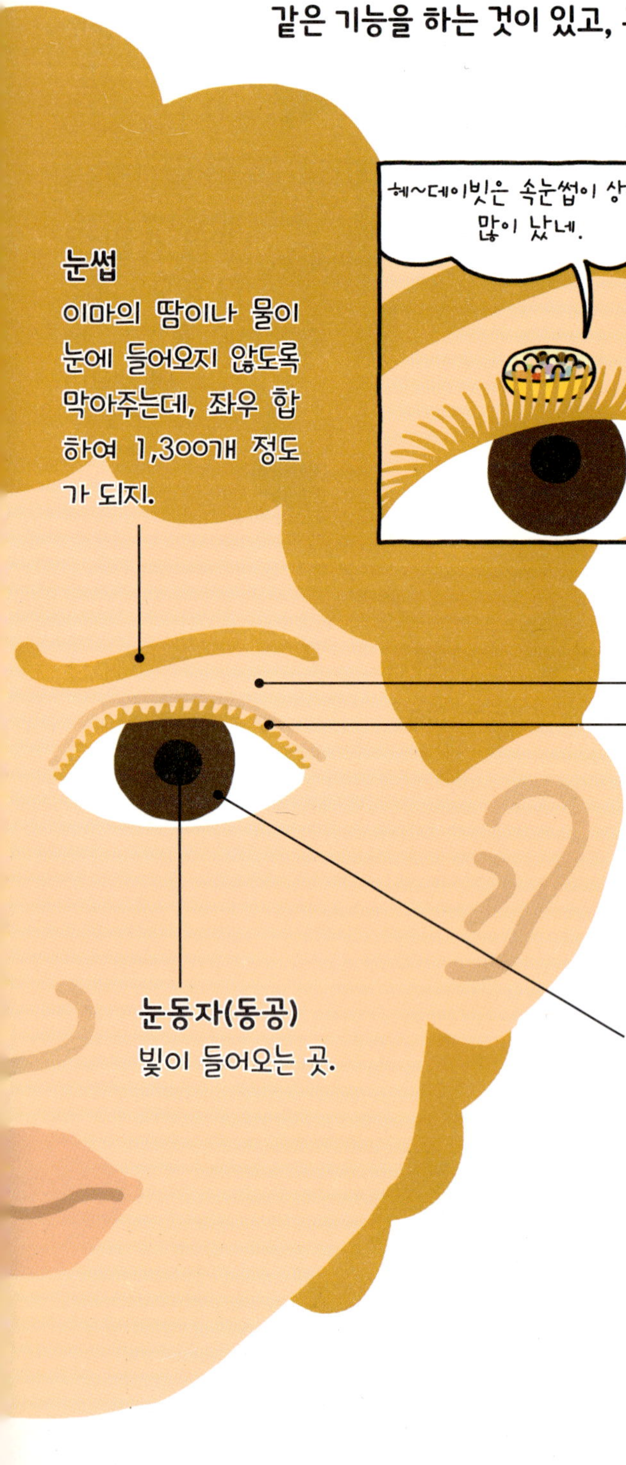

눈썹
이마의 땀이나 물이 눈에 들어오지 않도록 막아주는데, 좌우 합하여 1,300개 정도가 되지.

눈꺼풀(안검)
추위나 건조함으로부터 눈을 지켜주는 '눈의 덮개'인 셈이야.

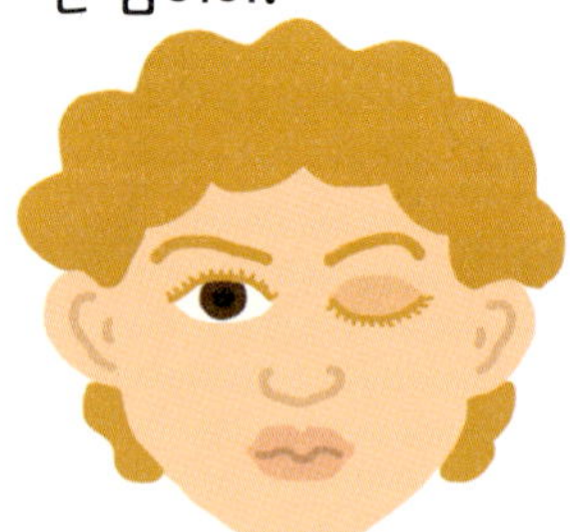

속눈썹
눈을 먼지로부터 지켜주는 '눈의 털'이야. 위쪽 100~150개, 아래쪽이 50~70개 정도라네.

눈동자(동공)
빛이 들어오는 곳.

홍채
검은자위 주위의 갈색 부분. 눈동자에 들어오는 빛의 양을 조절해줘.

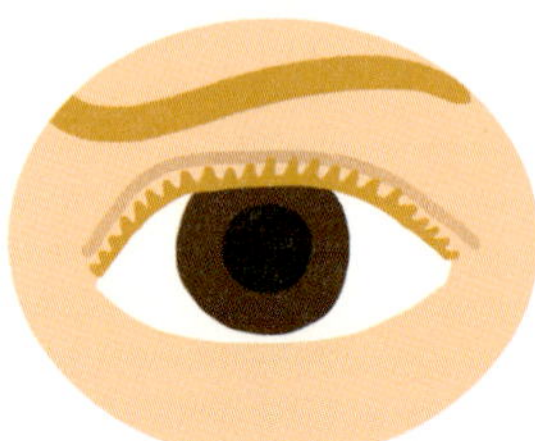

눈동자는 어두운 곳에서 커지지.

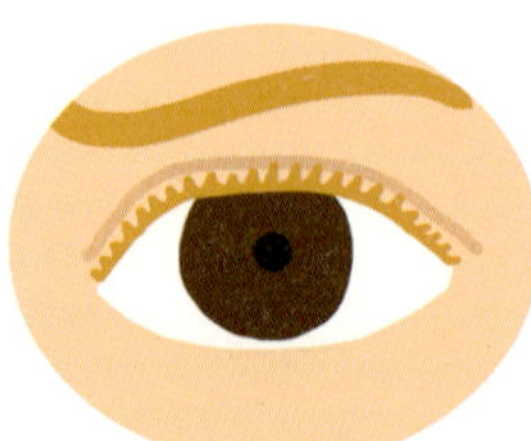

눈동자는 밝은 곳에서 작아지지.

눈은 왜 깜박이는 걸까?

눈을 깜박이면 약간의 눈물이 나오는 걸 알거야. 눈물은 눈이 건조하지 않게 해주고 또 눈 표면의 지저분한 것을 제거하여 깨끗하게 하는 역할을 맡고 있어. 아기는 1분 동안 3~12회 정도, 어른은 1분 동안 20회 정도 눈을 깜박인다고 해.

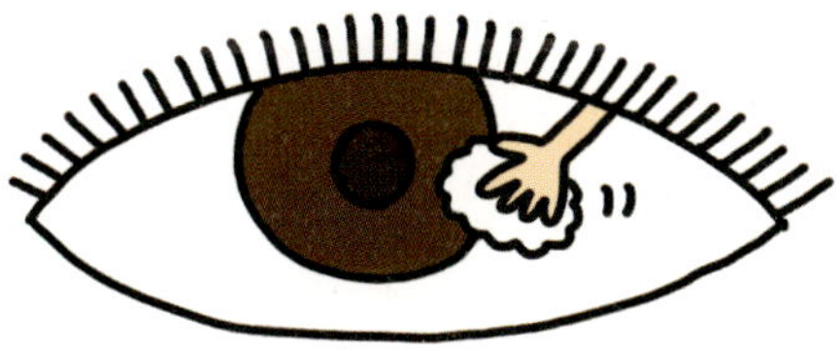

초록색 눈동자는 신비롭지?

눈동자의 색은 홍채에 들어 있는 검은색 알갱이의 수와 크기로 결정돼. 알갱이가 작고 수도 적은 사람의 눈동자는 푸른색을 띠고, 조금 늘어나면 초록색을 띠게 되는 거야. 아시아에 많은 진한 갈색 눈동자는 세계에서 가장 많은 눈동자 색이라고 해. 또 푸른색 눈동자로 태어난 아기도 자라면서 회색이나 갈색으로 눈동자 색이 바뀔 수도 있다니, 신기하지?

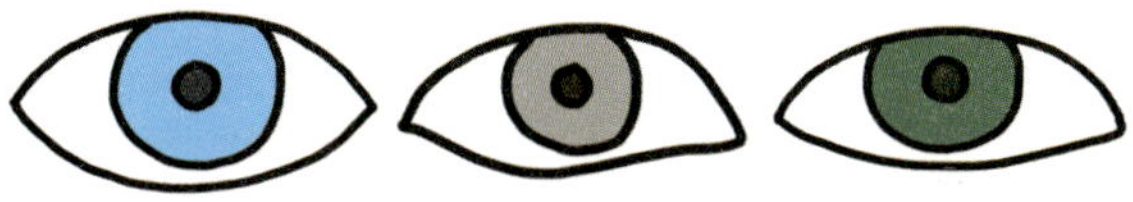

눈을 데굴데굴 굴릴 수 있는 이유

어른의 눈은 직경 2.3~2.4㎝로서, 밖으로 보이는 부분은 전체 크기의 1/6 정도에 불과해. 꽤 큼지막하겠지? 전체적으로 물렁물렁하고 무게는 7.4g 정도로, 두개골(→ 87p)의 '안와'라고 부르는 커다란 눈구멍에 쏙 들어가 있지. 6개의 근육이 붙어 있어서, 보고 싶은 방향에 맞춰 눈동자를 움직일 수 있는 거야.

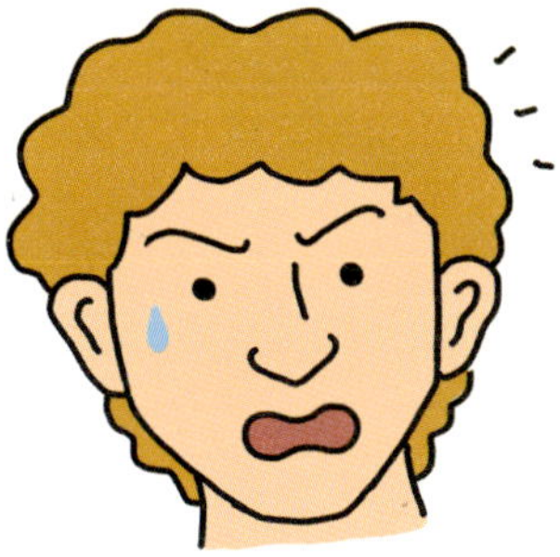

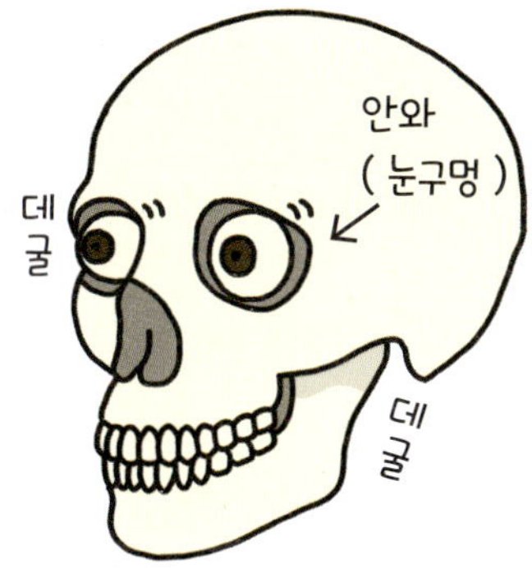

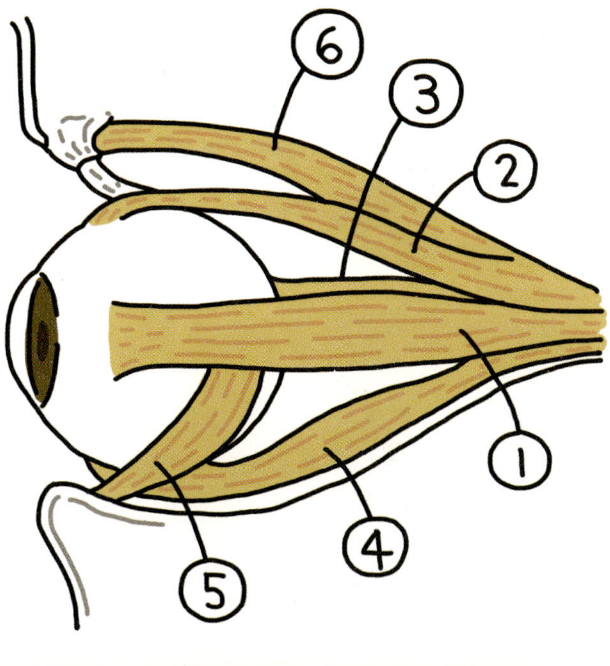

눈의 구조를 카메라와 비교해보자.

눈은 렌즈 역할을 하는 '수정체', 눈의 대부분을 차지하는 '유리체', 그것을 덮고 있는 3개의 막으로 이루어져 있지. 아래의 카메라의 구조와 비교하며 살펴보면 더 이해가 쉬울 것 같아.

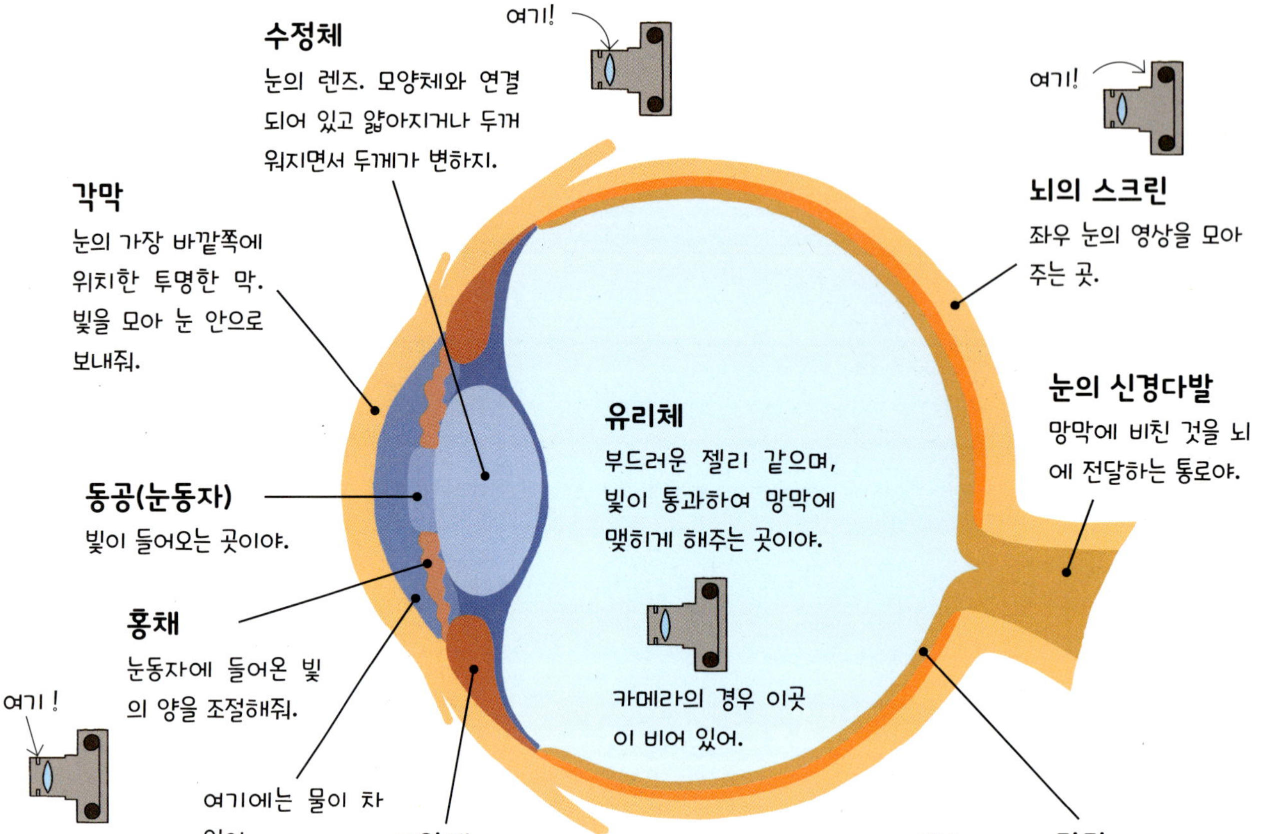

이것까지 알면 내가 바로 만물박사!

눈은 인체의 카메라!

눈의 구조는 카메라와 매우 비슷해. 눈으로 본 것은 눈 안쪽의 망막에 맺히고, 신경다발을 지나서 뇌로 전달돼. 그럼 우리는 무엇을 봤는지 알 수 있게 되는 거야.

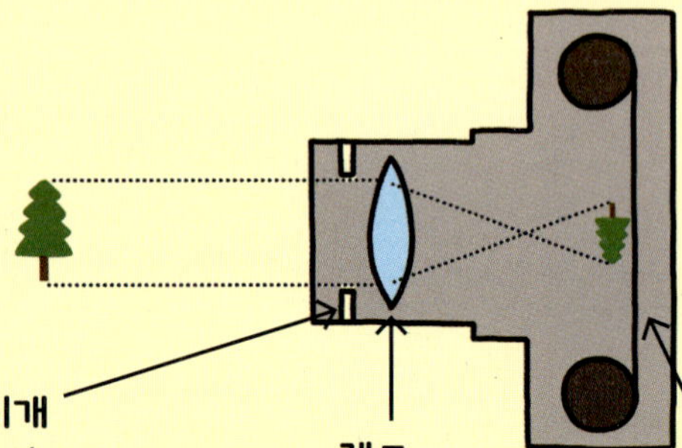

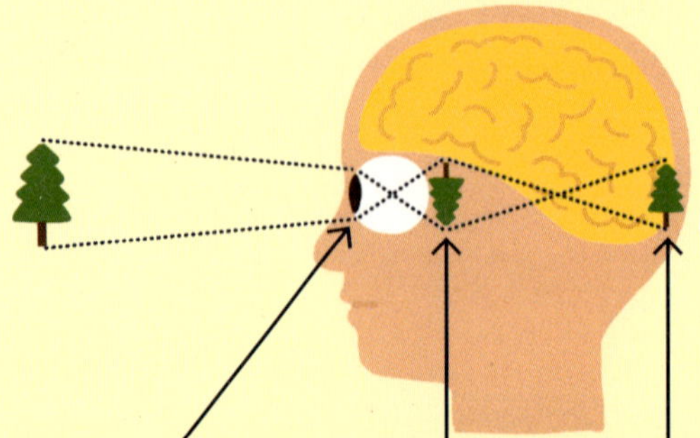

진짜 '보았다' 라고 느끼려면?

보이는 물체가 망막에 맺히더라도, 그것만으로는 '보았다' 라고 느낄 수 없어. 망막에 비친 영상이 신경을 통해 뇌로 전달되어야만 비로소 '보았다' 라고 느끼게 돼.

또 왼쪽 눈과 오른쪽 눈으로 보는 것이 약간 다른데, 2가지 영상이 뇌에서 합쳐져야 물체를 입체적으로 볼 수 있어.

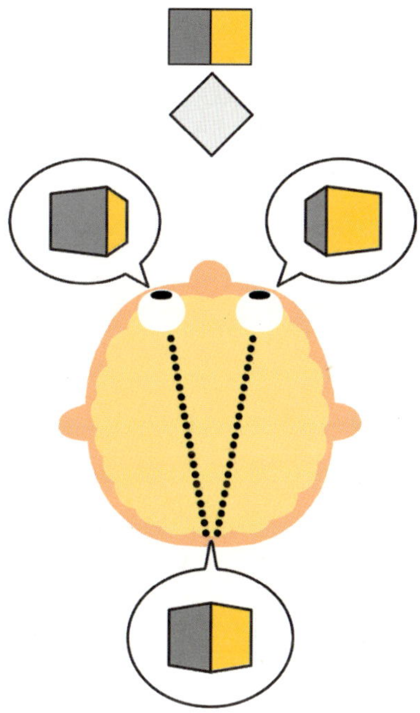

주로 사용하는 눈(주시안)은 어느 쪽?

오른손잡이 왼손잡이가 있듯, 눈도 주로 사용하는 눈이 있지. 어떻게 확인할 수 있을까? 얼굴에서 20~30 cm 앞에 연필을 갖다놓고, 똑바로 서 있는 기둥 같은 곳에 연필을 맞춰 세워보면 돼. 그대로 한쪽 눈을 감은 채 다른 쪽 눈으로만 보았을 때, 연필과 기둥이 같이 있는 쪽 눈이 주로 사용하는 눈이야.

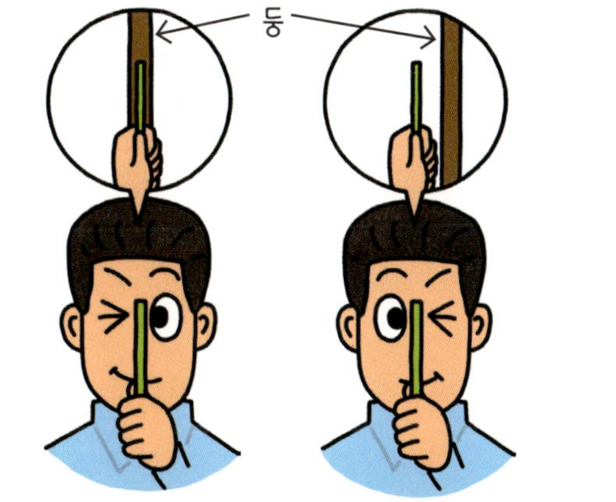

눈도 '초점'을 맞춘다!

사진이 선명하게 나오게 하기 위해 카메라 렌즈를 앞이나 뒤로 움직여서 '초점'을 맞추지? 사람의 눈에서는 렌즈 역할의 수정체의 두께를 조절하여 먼 곳도 가까운 곳도 선명하게 보이도록 '초점'을 맞추지. 수정체의 두께를 조절하는 것은 '모양체'라는 근육이고, 그림처럼 늘어났다 줄었다 해.

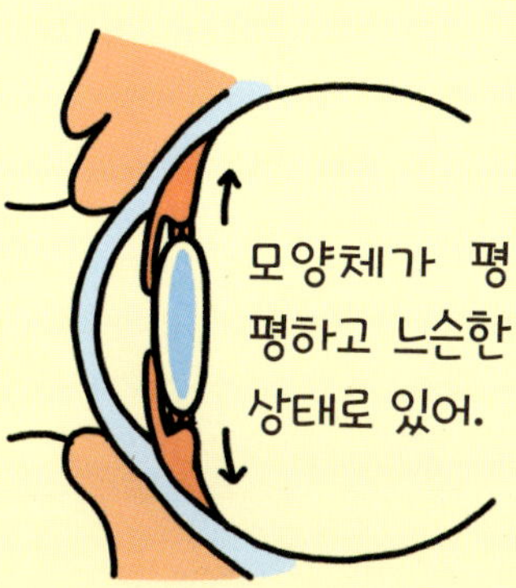

먼 곳을 볼 때

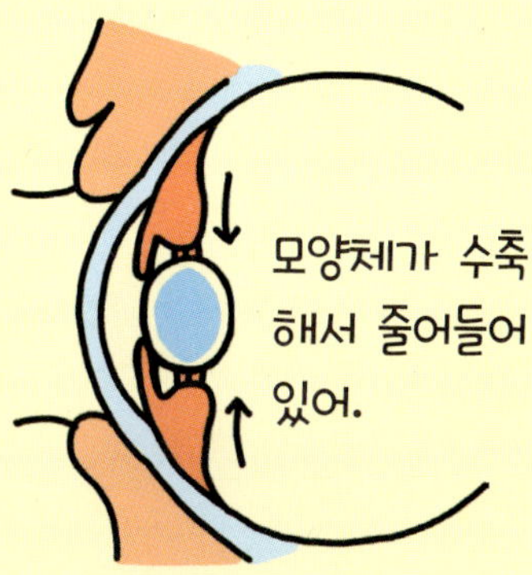

가까운 곳을 볼 때

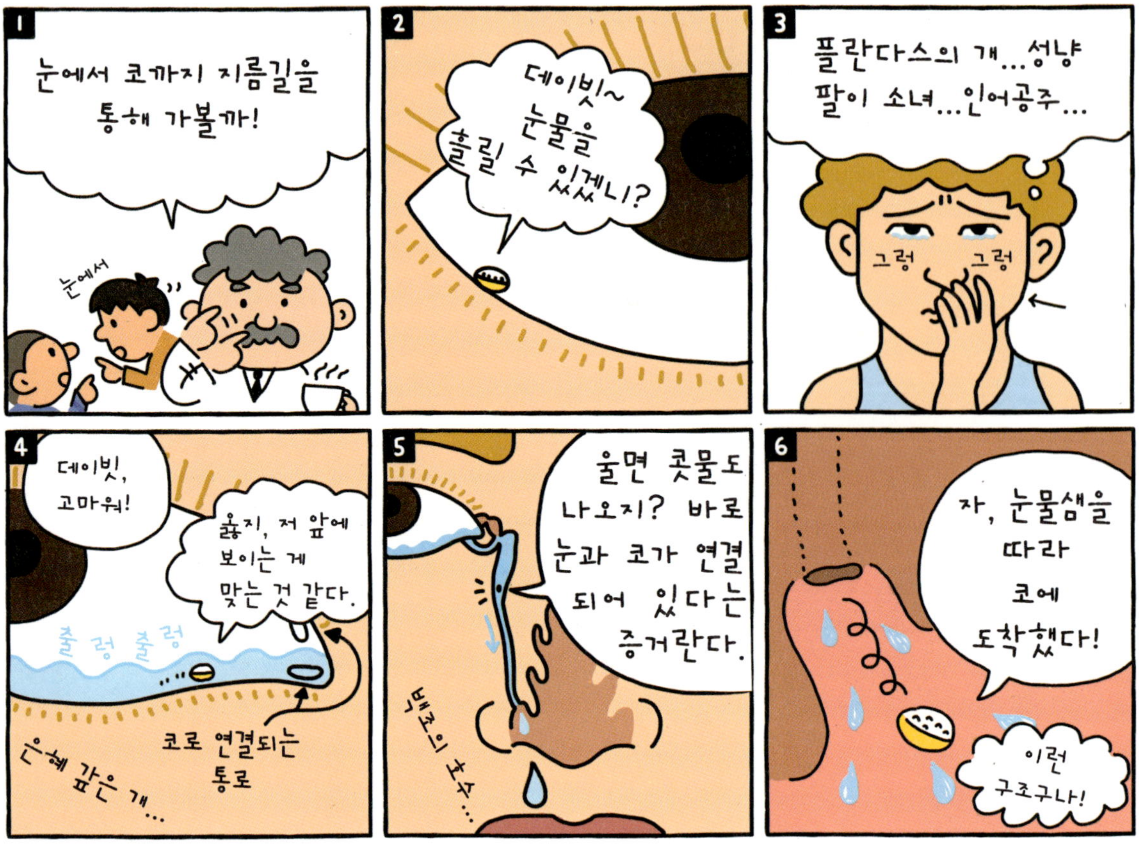

눈물은 어디에서 나오고, 어디로 흘러갈까?

눈물은 윗눈꺼풀 뒤쪽에 있는 '눈물샘(누선)'에서 만들어지지. 울고 있을 때 말고도, 깨어 있다면 계속 만들어지며, 눈물샘으로부터 가느다란 관을 지나서 눈을 깜박일 때마다 눈의 표면으로 흐르게 돼.
그 다음 눈시울에 있는 2개의 작은 구멍에서 코 방향으로 흘러가는데, 한 번에 흐르는 눈물의 양은 0.002 mL로 매우 적어서 사람이 알아차리지 못하는 수준이야.

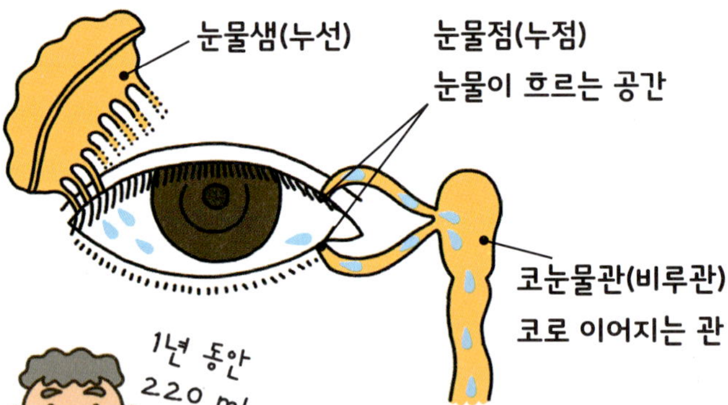

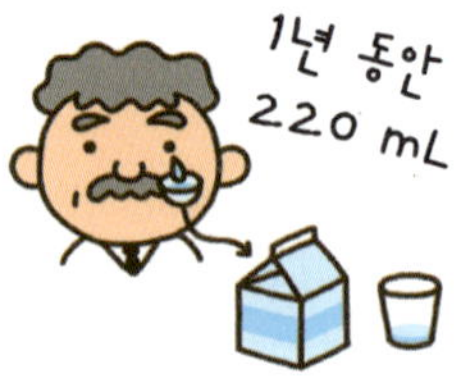

눈물의 힘으로 세균 퇴치 !

눈물은 대부분 물로 이루어져 있고, 그 밖에 소금 성분이나 단백질도 들어 있다고 해. 눈물은 눈을 깨끗하게 해주고, 각막에 영양소를 전달하는 역할도 맡고 있지. 또 '리조티움'이라는 세균을 죽이는 성분이 있어서 눈을 세균으로부터 지켜주기도 한다니, 하는 일이 많지?

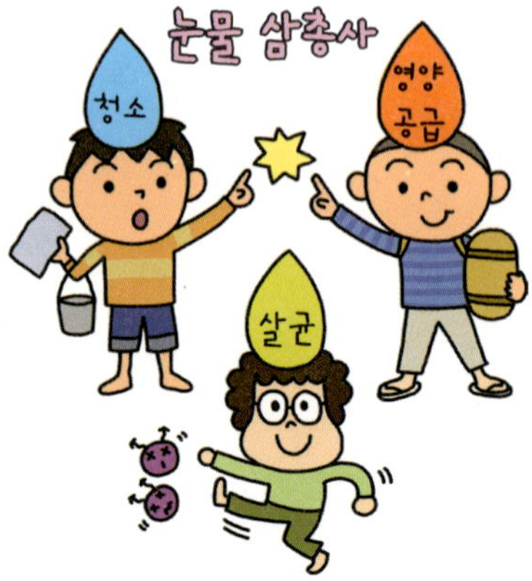

다양한 눈, 눈, 눈!

뇌보다 큰 눈을 가진 타조

타조는 지름이 5cm에 무게가 60g이나 되는 매우 커다란 눈을 갖고 있다고 해. 덕분에 독수리나 매보다 시력이 좋아서 3~4km 떨어진 물체를 확실하게 구분할 수 있다지? 그런데 타조의 뇌는 40g에 불과해서, 타조는 눈이 뇌보다 무겁다니 특이하지?

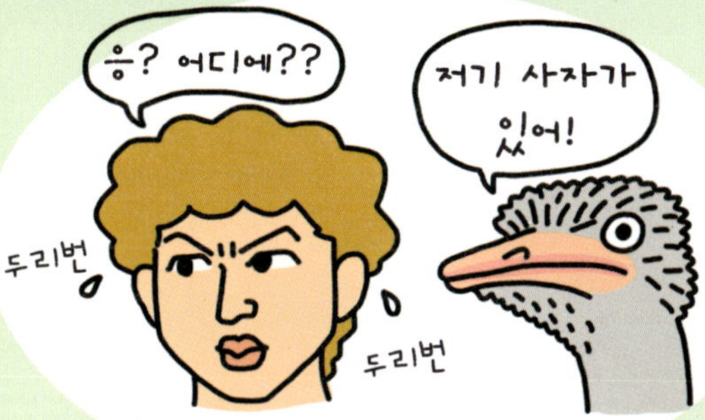

속눈썹이 2종류인 낙타

낙타의 눈에는 부스스한 긴 속눈썹과 짧은 속눈썹(눈 가장자리), 이렇게 2가지 종류가 있어서 사막의 모래 먼지로부터 눈을 지킬 수 있다고 해. 우리가 봤을 때 예쁘기도 하고.

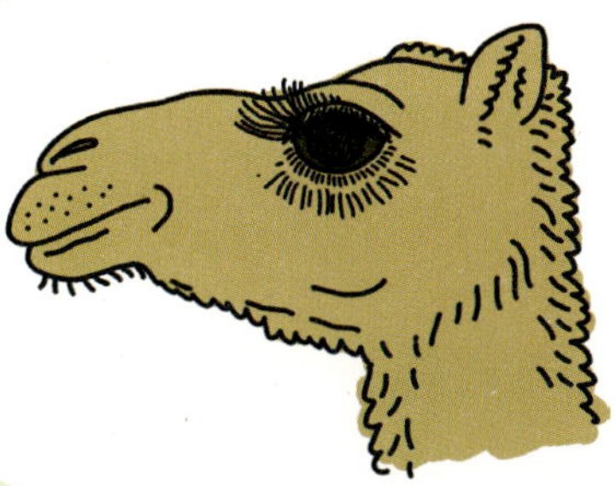

너의 눈과 나의 눈은 다르다!

생물은 각자 살아가는 환경에 알맞게 진화된, 서로 다른 눈을 가지고 있어.

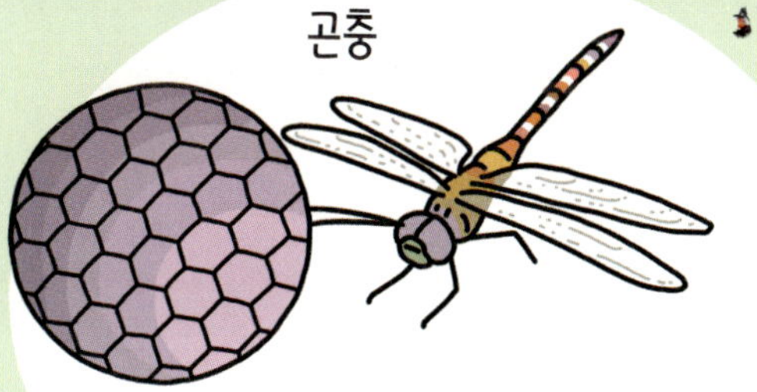

하나의 눈처럼 보이는 눈은 사실 무수히 작은 눈이 모여 있는 거야. 선명하게 볼 수는 없지만 대신 여러 각도를 넓게 볼 수 있게 진화한 거라고 해.

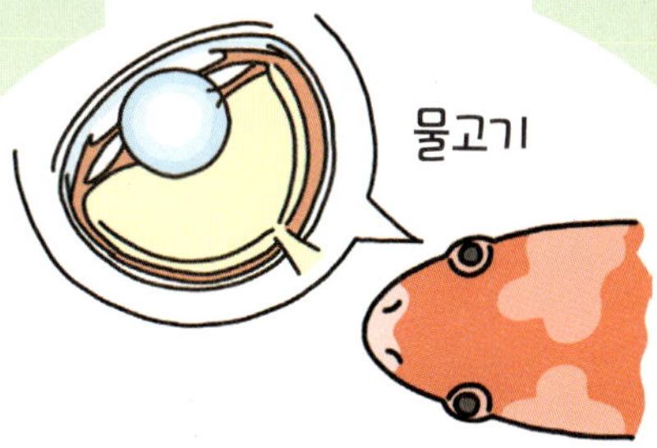

그림처럼 동그란 유리구슬 같은 렌즈를 가지고 있어. 물속에 있다 보니 눈이 마를 일이 없고, 따라서 눈꺼풀이 아예 없단 특징이 있어.

새와 개구리

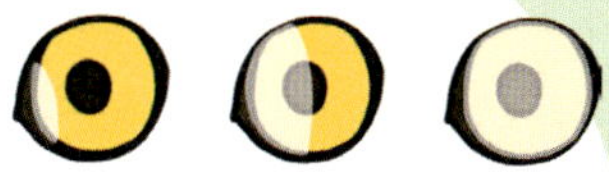

눈에 '순막'이라는 반투명한 막이 있는데, 눈꺼풀은 위 아래로 열고 닫히지만, 순막은 옆으로 열리고 닫힌다고 해. 먼지나 바람으로부터 보호해 주고 수분을 유지해.

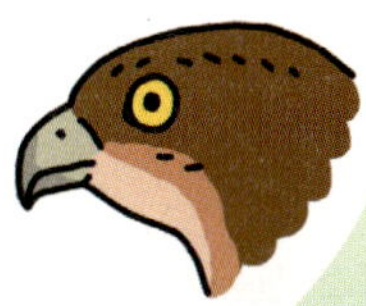

자그마한 슈퍼 감지기(센서)

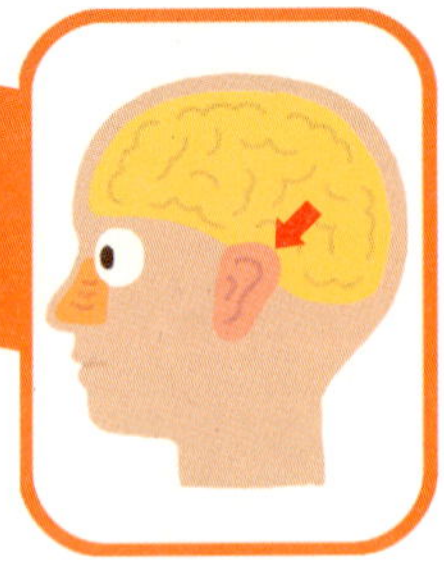

귀

귀가 얼굴 좌우에 하나씩 있는 건 누구나 알지. 하지만 겉에서 보이지 않는 부분도 있단 것도 알고 있을까? 고막의 맞은편에 소리를 받아서 전달하는 구조가 있는데, 이것까지 포함해야 전체 귀야.

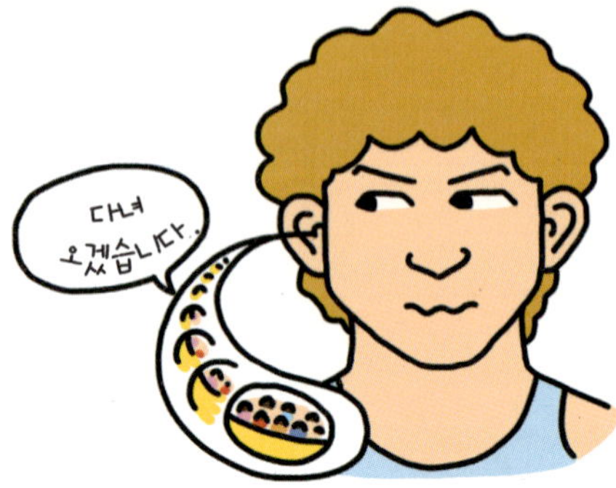
다녀 오겠습니다..

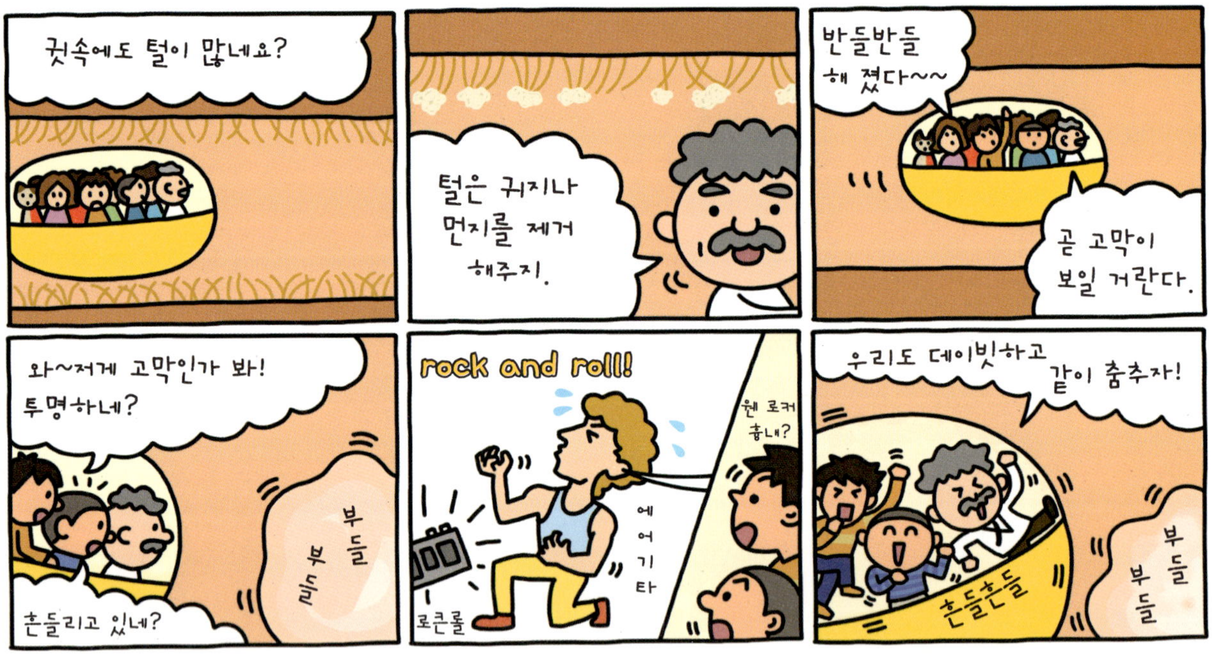
귓속에도 털이 많네요?
털은 귀지나 먼지를 제거 해주지.
반들반들 해 졌다~~
곧 고막이 보일 거란다.
와~저게 고막인가 봐! 투명하네?
부들 부들
흔들리고 있네?
rock and roll!
웬 로커 흉내?
에어 기타
로큰롤
우리도 데이빗하고 같이 춤추자!
흔들흔들
부들 부들

귀와 마음이 서로 통한다고?

옛날 사람들은 귀가 마음으로 통하는 입구라고 생각했대. 고대 이집트에서는 사람이 태어날 때 오른쪽 귀로 영혼이 들어가고, 죽을 때는 왼쪽 귀로 영혼이 빠져나온다고 믿었대. 또 절에 있는 부처님 상의 귀도 크게 만들었는데, 많은 사람들의 목소리를 듣고 그들의 마음을 살펴 달라고 그렇게 한 것이래.

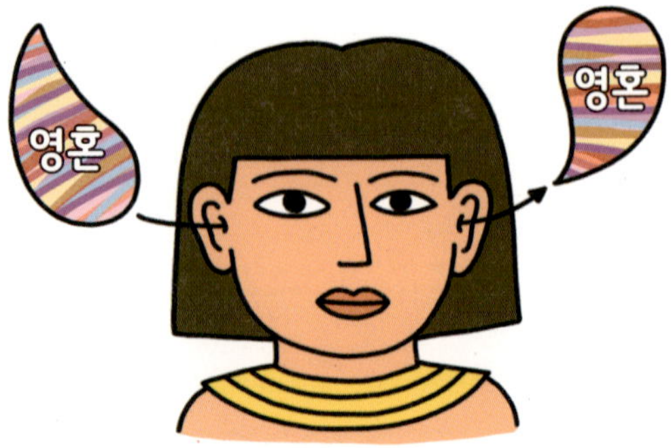
영혼
영혼

귀가 쫑긋쫑긋!

인간의 귀에는 9개의 근육이 들어 있지만, 막상 마음대로 귀를 움직일 수 없지. 하지만 동물의 귀는 매우 잘 움직이는 걸 봤을 거야. 말은 17개, 고양이는 30개의 근육이 귀에 붙어 있어서, 좌우 귀를 따로따로 움직일 수 있고 뒤로 향해 젖힐 수도 있어.

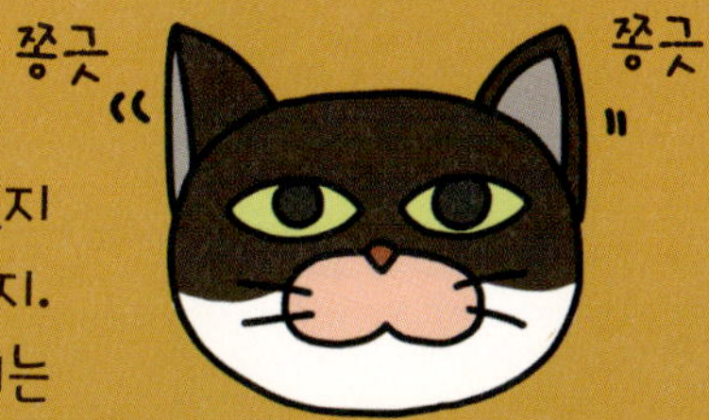

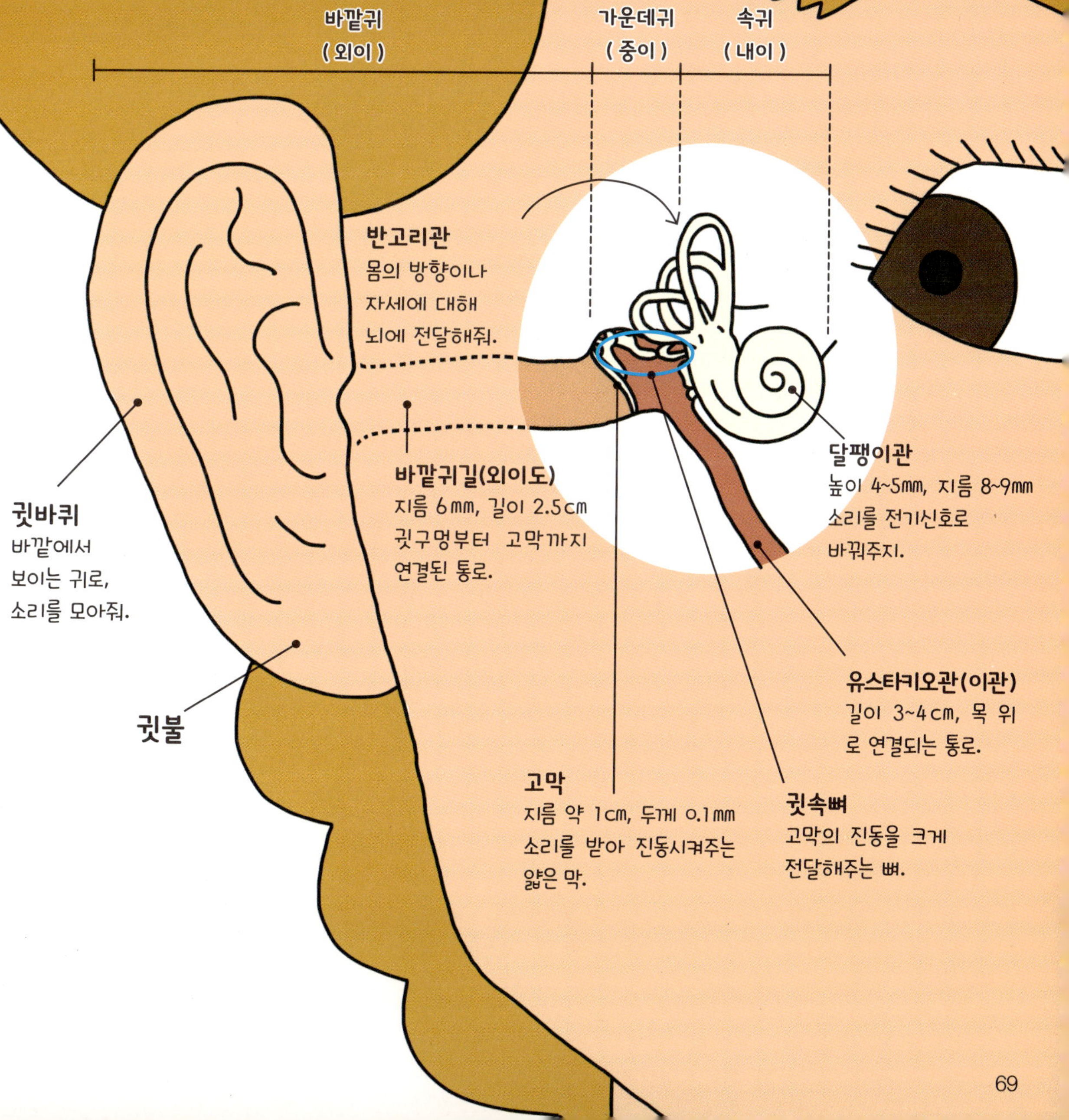

소리는 어떻게 들을 수 있을까?

북이 쳤을 때, 북 가까이 손을 대면 아주 약간의 찌르르한 진동(떨림)이 느껴지지? 이 공기의 진동이 귀에 도착하는 것을 바로 '소리'라고 해. 공기의 진동은 먼저 귀에 들어와 고막을 울리고 가운데귀, 속귀로 전달된 다음, 마지막으로 뇌에 도착하게 돼. 그때 비로소 우리는 '소리'를 느낄 수 있게 되는 거야.

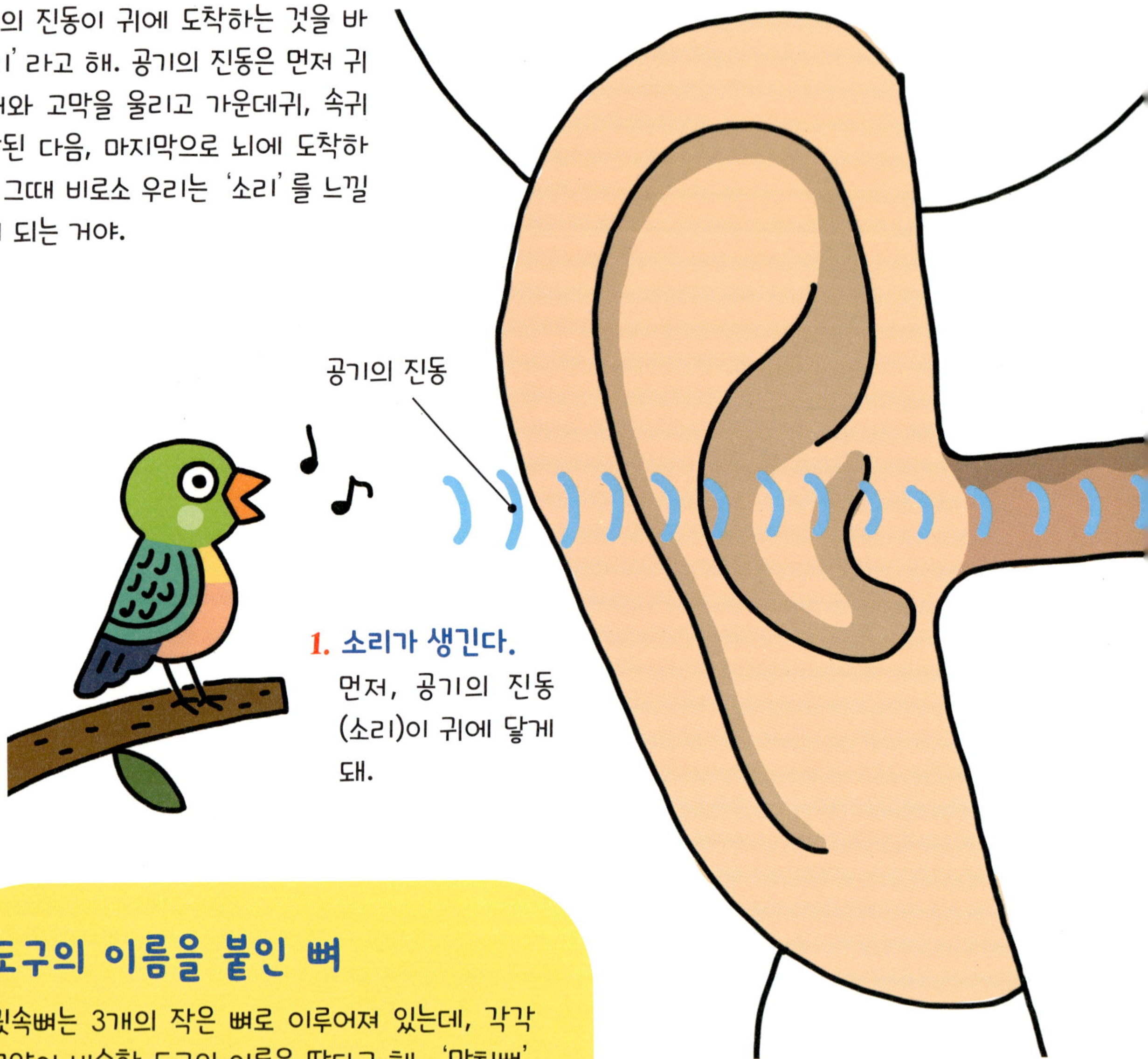

1. 소리가 생긴다.
먼저, 공기의 진동(소리)이 귀에 닿게 돼.

2. 고막에 닿는다.
공기의 진동이 전달되서 고막도 떨리게 돼.

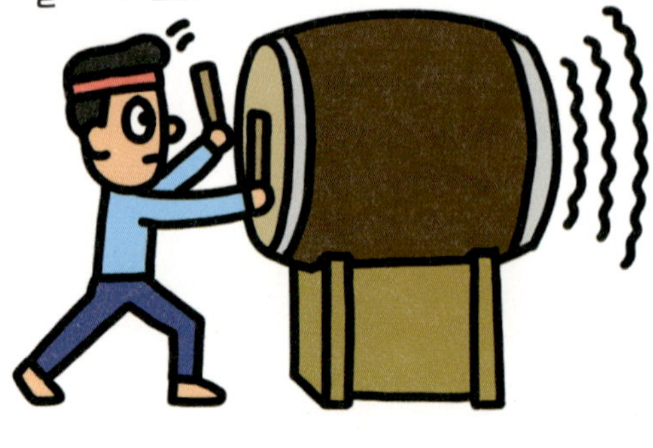

도구의 이름을 붙인 뼈

귓속뼈는 3개의 작은 뼈로 이루어져 있는데, 각각 모양이 비슷한 도구의 이름을 땄다고 해. '망치뼈'는 모루(쇠망치)에서, '모루뼈'는 모루(대장간에서 쇠를 두들기는 받침대)에서, '등자뼈'는 등자(말을 탈 때 쓰는 발걸이)에서 그 이름을 가져왔다니, 처음 이름 붙인 사람이 참 재치 있지?

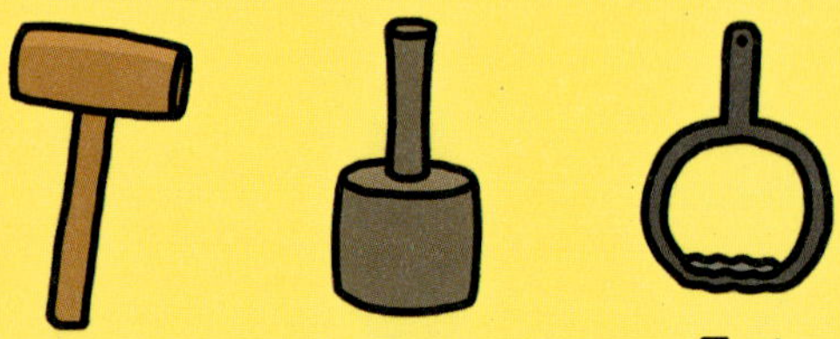

3. 귓속뼈에 전달된다.

고막에 도달한 공기의 진동을 확대시킨 후 달팽이관에 또 전달해줘.

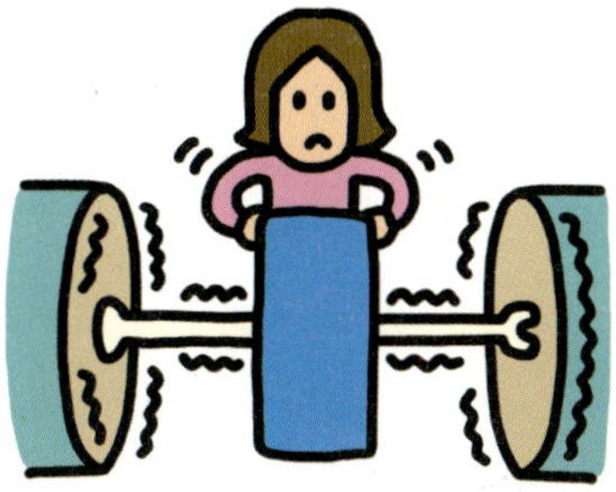

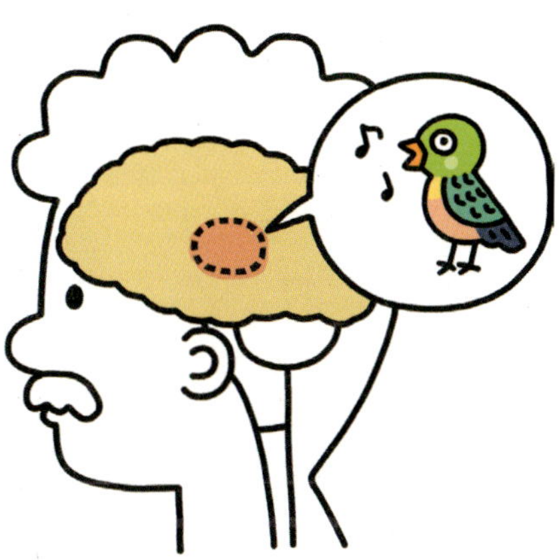

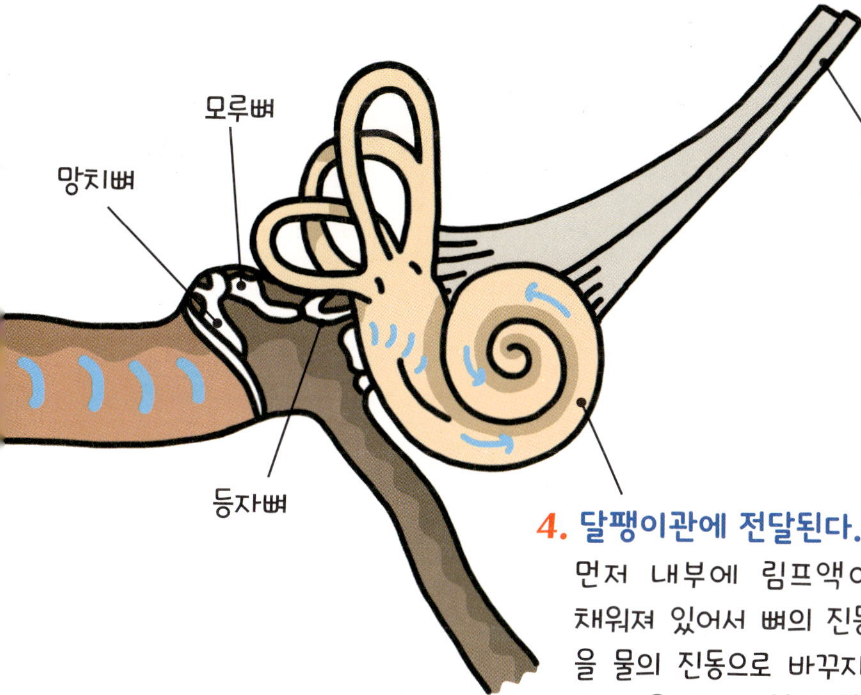

5. 청(聽)신경(聽: 들을 청)

전기신호를 뇌에 전달하면, 뇌는 그 신호를 '소리'로 받아들이지. 그러면 소리가 난 방향이나 거리를 판단할 수 있게 돼.

4. 달팽이관에 전달된다.

먼저 내부에 림프액이 채워져 있어서 뼈의 진동을 물의 진동으로 바꾸지. 그 다음 안에 붙어있는 매우 작은 털들이 그 진동을 감지하여 전기신호로 바꿔줘.

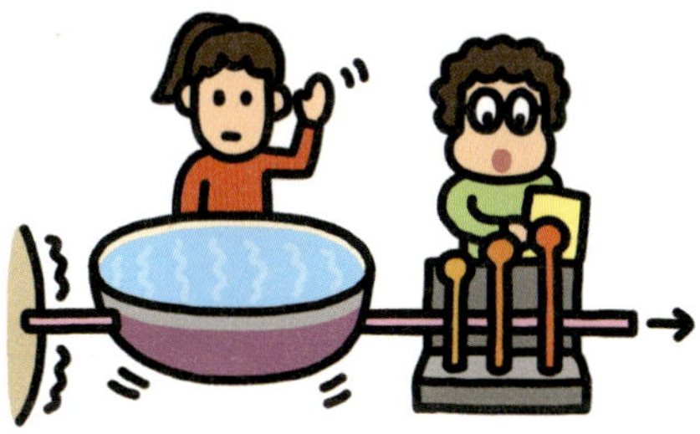

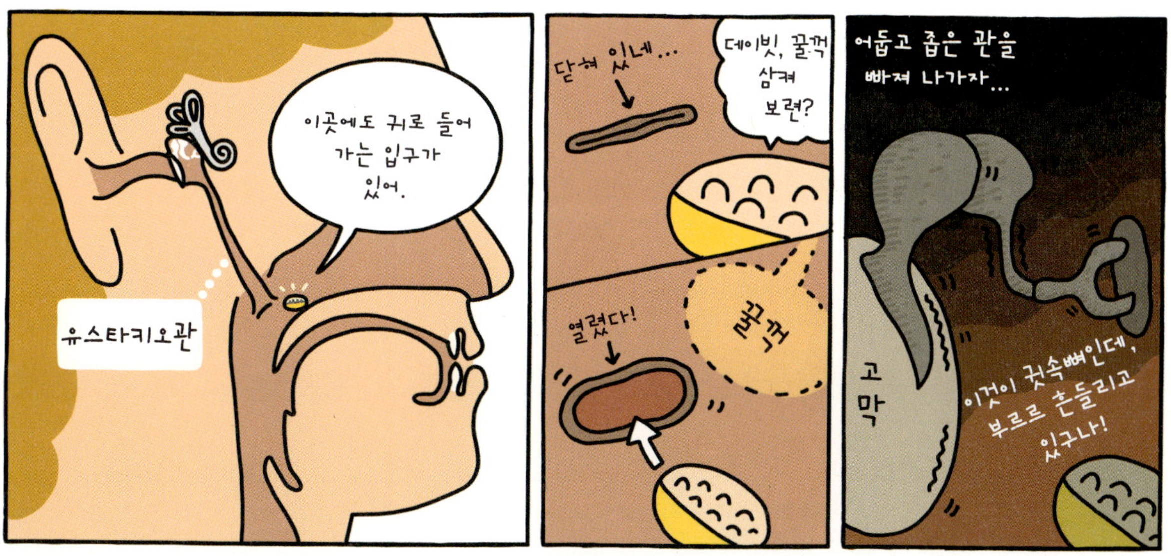

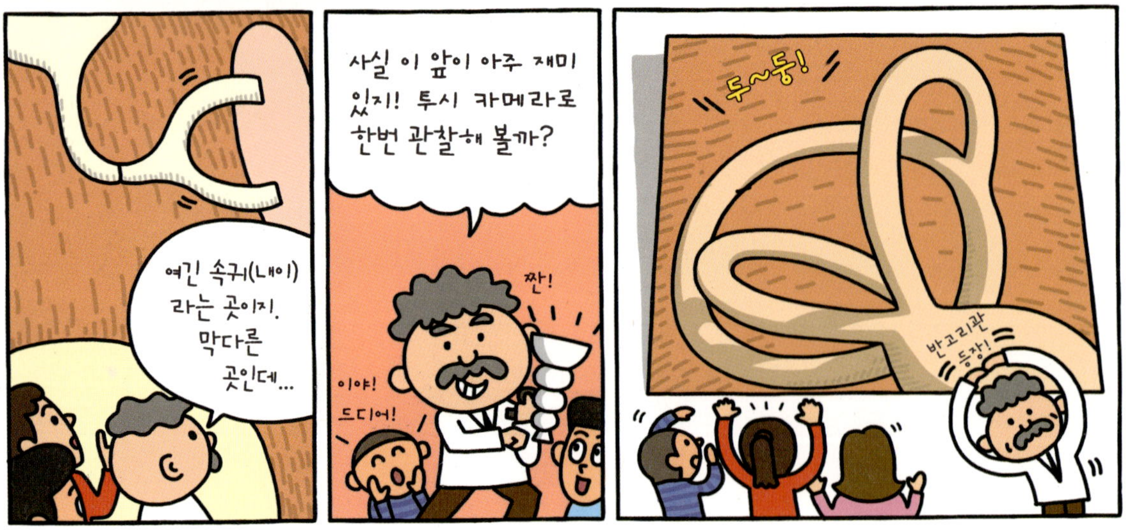
여긴 속귀(내이)
라는 곳이지.
막다른
곳인데...
사실 이 앞이 아주 재미
있지! 투시 카메라로
한번 관찰해 볼까?
짠!
이야!
드디어!
두~둥!
반고리관
등장!

균형을 이루는 3개의 고리

소리를 듣는 것만큼 중요한 역할을 귀는 하나 더 맡고 있어. 바로 신체의 방향과 자세를 판단하는 것이지! 어떻게 가능한 걸까? 달팽이관에 붙어 있는 3개의 고리를 '반고리관' 이라고 하는데, 안에는 림프액이 채워져 있어. 몸이 움직이면서 그 림프액도 기울거나 움직이는데, 이것이 전기신호가 되어서 뇌에 전달돼. 뇌에서는 눈을 통해 들어온 정보와 '반고리관' 의 정보를 합하여, 신체의 방향과 자세를 판단할 수 있게 되는 거야.

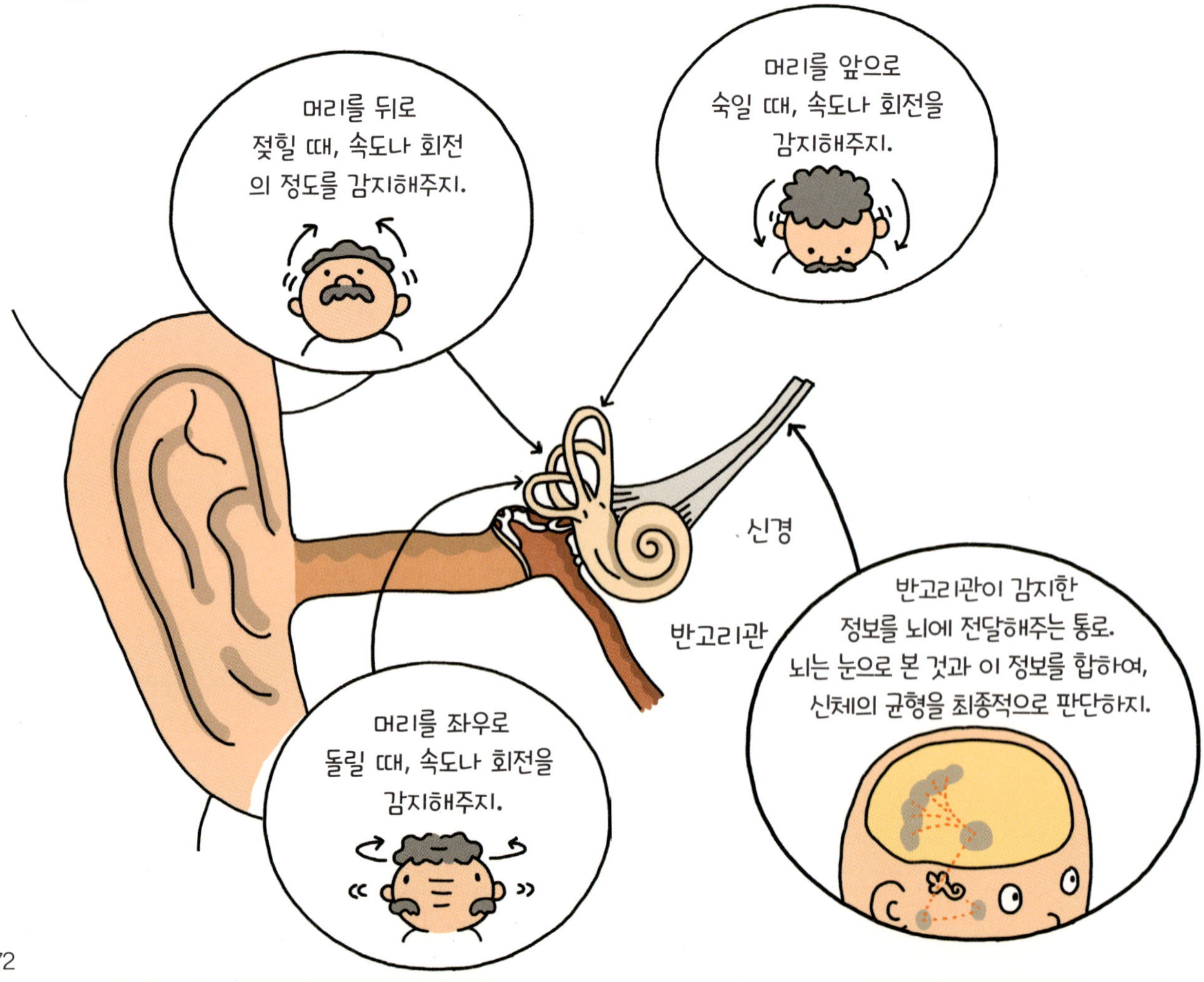

놀이동산에서 세상이 빙글빙글 돌 때가 있지. 왜일까?

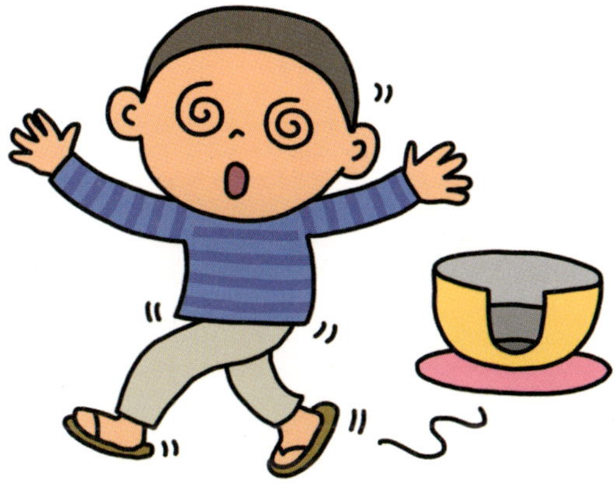

놀이기구에서 막 내렸을 때, 세상이 빙글빙글 돌며 어지러울 경우가 있지? 그 이유는 반고리관 속의 림프액이 아직 출렁대며 돌고 있어서, 뇌가 '몸이 회전하고 있다'고 판단하기 때문이야. 그럴 때 가만히 있으면 림프액의 움직임이 멈추고 어지럽지 않게 되지.

사람 vs 다른 생물의 몸속 전격 비교!!

청력 금메달은 누굴까?

소리의 높고 낮음은, 소리가 만든 공기의 진동(떨림)이 전달되는 속도로 결정된다고 해. 그것을 'Hz'라는 단위로 표시하는데, 숫자가 작을수록 낮은 음, 클수록 높은 음이야. 인간은 20 ~20,000 Hz 범위 안의 소리를 들을 수 있어. 박쥐는 150,000 Hz, 고양이는 70~80,000 Hz까지 들을 수 있지만, 챔피언은 못 돼. 청력 금메달은 20~300,000 Hz를 들을 수 있는 돌고래라고 해. 모두 박수~짝짝짝!

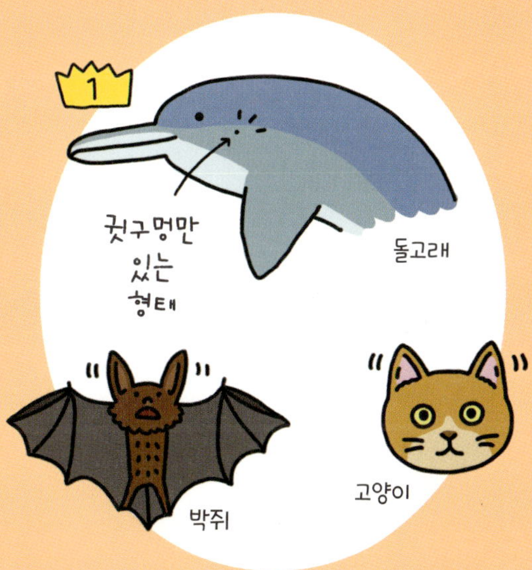

곤충에게도 귀가 있다고?!

곤충도 소리를 이용하여 살아가기 때문에, 귀가 있다고 해. 풀무치는 뒷발 아랫부분에, 귀뚜라미는 앞발에, 꿀벌은 촉각에 귀가 있어. 사람에게는 들리지 않는 소리를 들을 수 있고, 공기의 흐름, 수컷은 암컷의 위치 등을 판단할 수 있대.

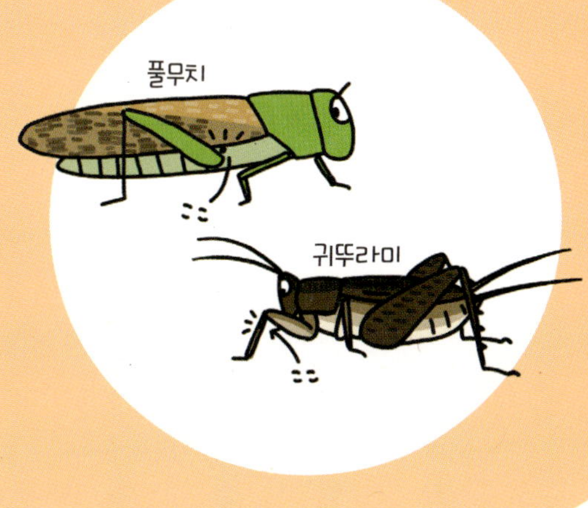

공기와 냄새가 드나드는 출입구

코

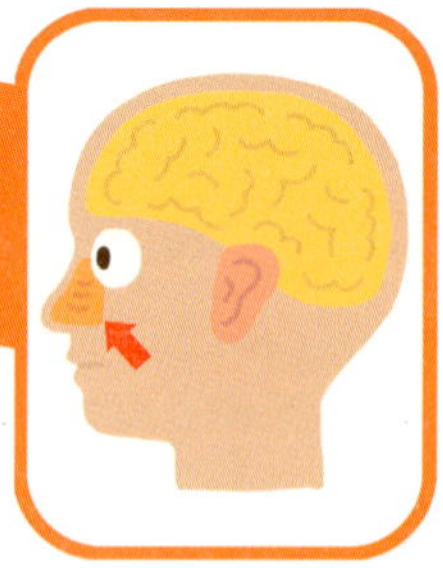

코는 호흡할 때 공기가 드나드는 장소고, 좋은 냄새도 나쁜 냄새도 모두 전달해주는 역할도 담당하지.

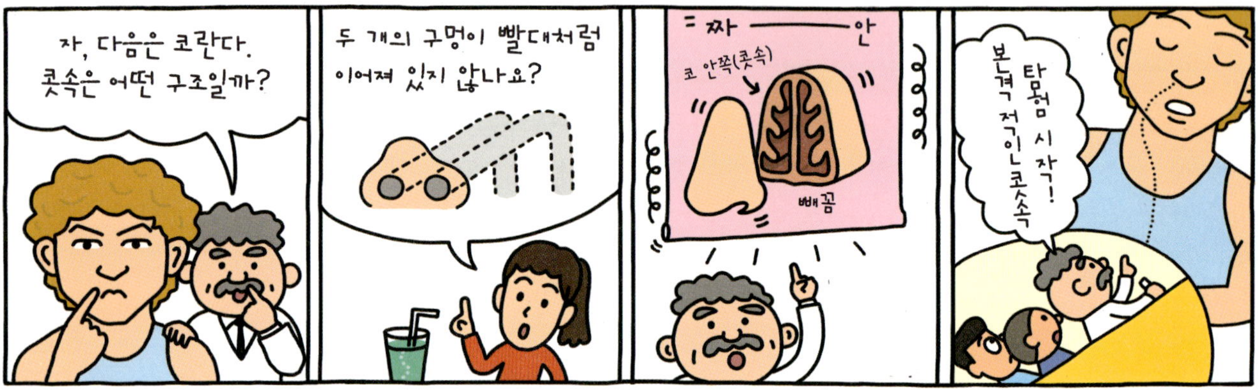

자, 다음은 코란다. 콧속은 어떤 구조일까?
두 개의 구멍이 빨대처럼 이어져 있지 않나요?
= 짜 —— 안
코 안쪽(콧속)
빼꼼
본격적인 콧속 탐험 시작!

고성능 공기 청정기!

날씨가 맑을 때도 공기 중에는 눈에 보이지 않는 작은 먼지나 세균들이 많이 떠다니고 있어. 공기 속 먼지는 코를 통과하는 동안 제거되고, 수분을 함유하여 따뜻해지지.

코는 폐가 아프지 않도록 공기를 깨끗하게 해주고, 온도와 습도를 조절해 주는 고성능 공기 청정기인 셈이야!

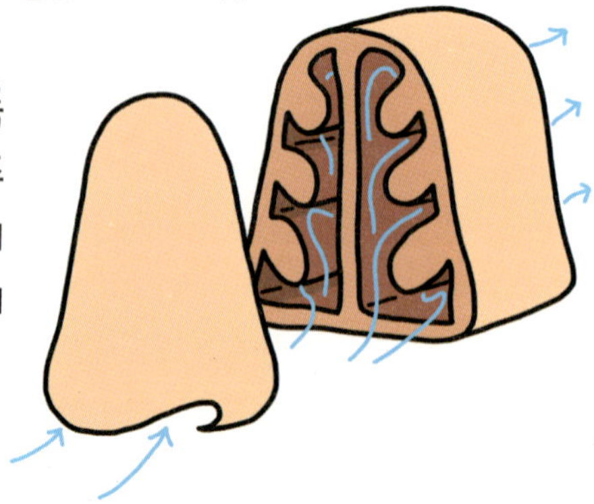

공기는 안쪽 주름과 접촉하고 복잡한 단계를 거쳐서 목구멍으로 내려가게 돼.

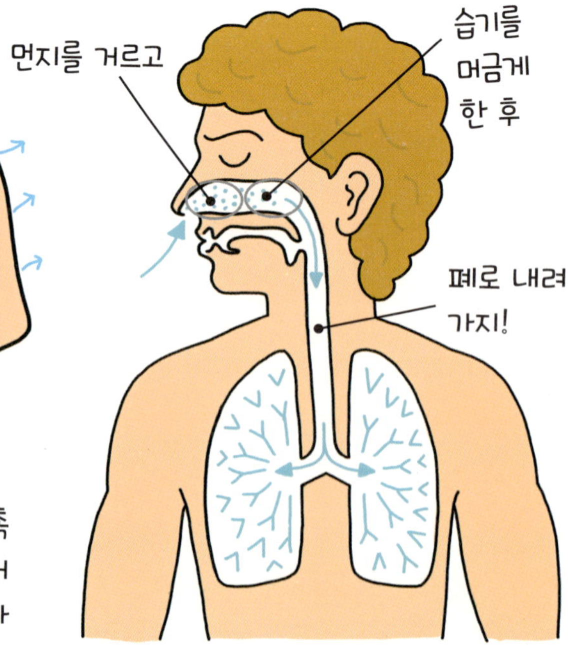

미세한 털을 이용해서 깨끗하게!

코 안쪽에는 미세한 털이 아주 많이 나 있습니다. 털 위에는 끈적끈적한 '액'이 덮여 있어서 먼지가 달라붙게 되고, 달라붙은 먼지는 목구멍으로 보내진 다음, 결국 위에서 녹아 없어지게 돼. 이 '액'은 조금씩 계속 흘러나와서 하루에 총 1L 정도가 된다고 해.

감기에 걸려서 콧물이 계속 나.

콧물의 정체는 코 안쪽에서 흘러나오는 끈적끈적한 '액'에 먼지나 세균 등이 섞인 것이야. 감기에 걸리면 세균을 씻어내기 위해 콧물이 많이 흐르는 거지.

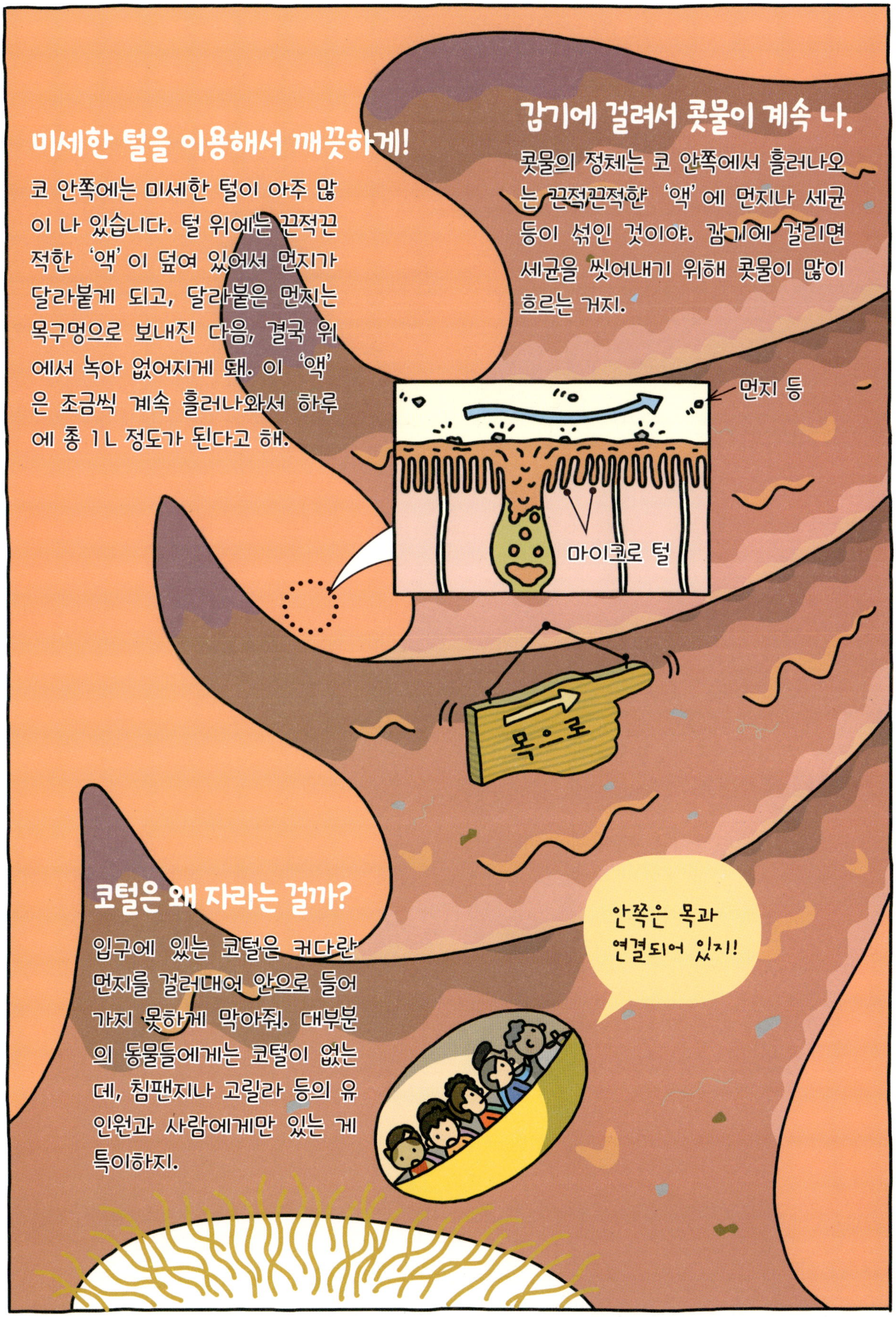

코털은 왜 자라는 걸까?

입구에 있는 코털은 커다란 먼지를 걸러내어 안으로 들어가지 못하게 막아줘. 대부분의 동물들에게는 코털이 없는데, 침팬지나 고릴라 등의 유인원과 사람에게만 있는 게 특이하지.

냄새를 맡아주는 후각섬모!

콧구멍의 가장 위쪽에 냄새를 느끼는 장소가 있어. 그곳에는 '후각섬모(냄새털)' 라는 미세한 털이 나 있어서, 끈적끈적한 액에 붙은 냄새 알갱이(분자)를 확인한 후 그 정보를 뇌로 보내주지.

3. 뇌에 전달해주면 끝!

신경세포는 뇌와 바로 연결되어 있어서, 뇌는 냄새의 종류를 판단할 수 있어.

2. 그 다음 센서가 감지하고,

냄새 알갱이가 액에 달라붙고 나면 액 속에서 녹기 시작해. '후각섬모(냄새털)' 는 그것을 확인한 후 신경세포에 전달해.

1. 먼저 냄새 알갱이가 콧속으로 들어와.

냄새의 원료는 음식물 등에서 풍기는 눈에 보이지 않는 알갱이 같은 것이야. 알갱이가 공기 중에 떠다니다 콧속으로 들어오는 거지.

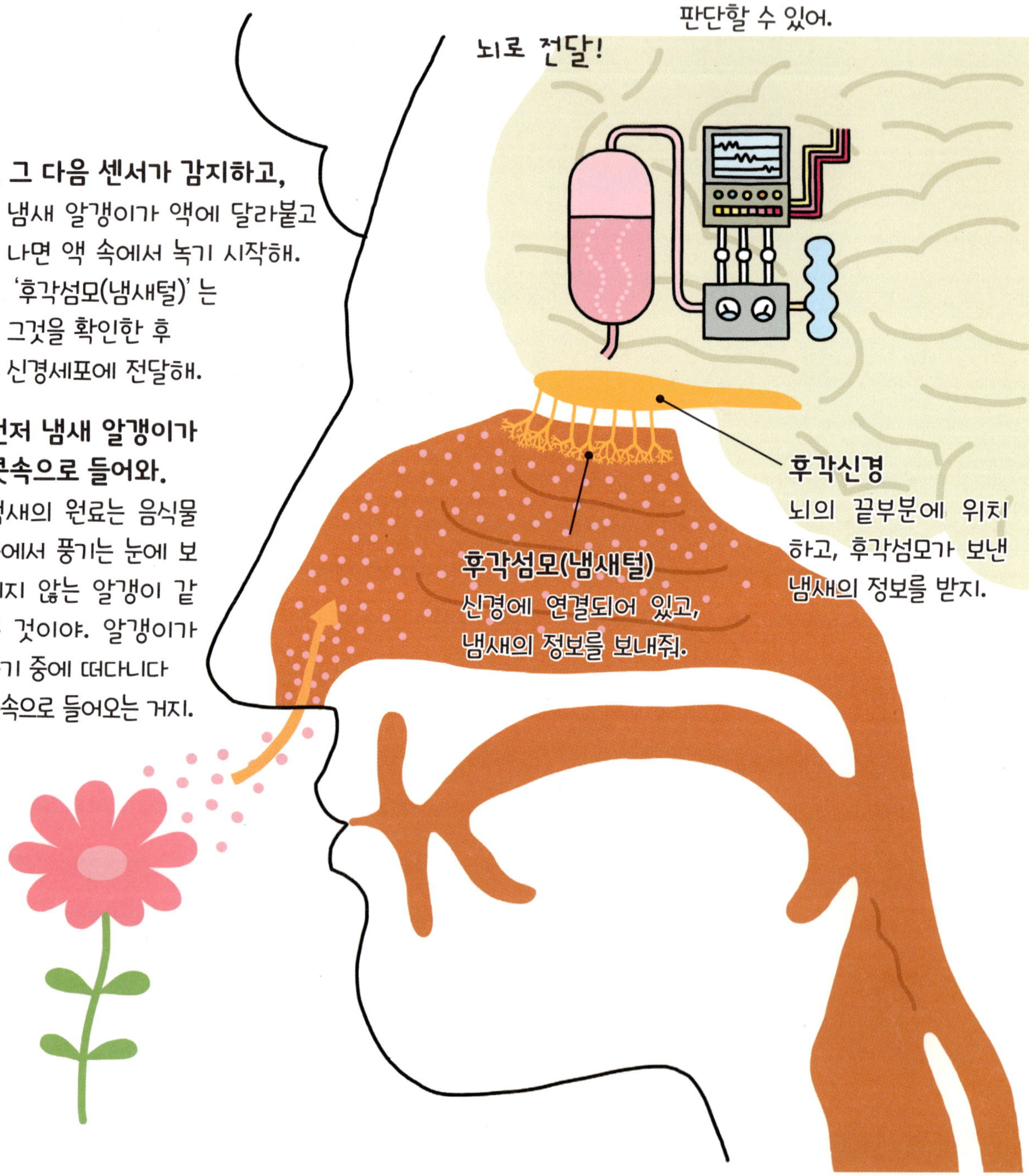

만물박사의 인체관련 속보!

냄새를 맡는 센서를 처음 발견하다!

사람이 냄새를 어떻게 맡을 수 있는지에 대해 오랫동안 정확히 알지 못했대. '눈에 밝기와 색을 느끼는 센서가 있듯이 그것과 비슷한 것이 코에도 있지 않을까?' 라고 처음 생각한 분이 린다 벅 박사님이야. 박사님은 결국 코에 347개의 냄새를 느끼는 센서가 있다는 것을 발견하셨고, 그 공로를 인정받아 2004년에 노벨상을 타셨어.

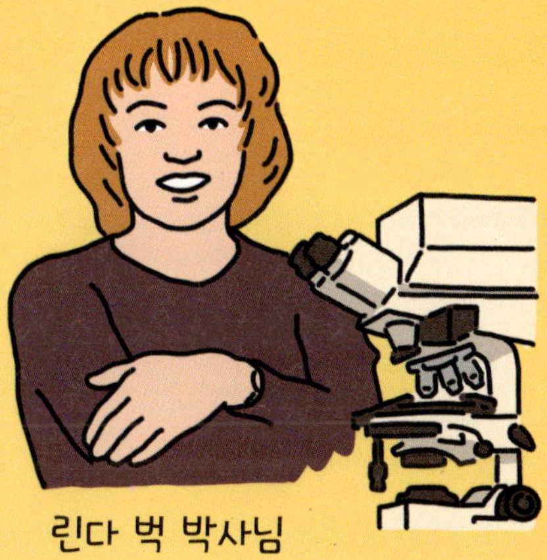
린다 벅 박사님

사람 vs 다른 생물의 몸속 전격 비교!!

코가 없는 것처럼 보이는데 ...?

곤충은 더듬이가 코의 기능을 하면서, 자유롭게 움직여 냄새나 온도를 감지한다고 해. 물고기는 눈앞에 달려 있는 4개의 구멍으로 냄새를 맡는다지? 물이 구멍을 빠져나갈 때, 물에 녹아 있던 성분을 찾아내는 거래. 뱀은 혀끝에 냄새의 알갱이를 붙여서 입속의 특별한 장소에 꽉 누른다고 해. 그러면 공기 중의 냄새를 느낄 수 있다네.

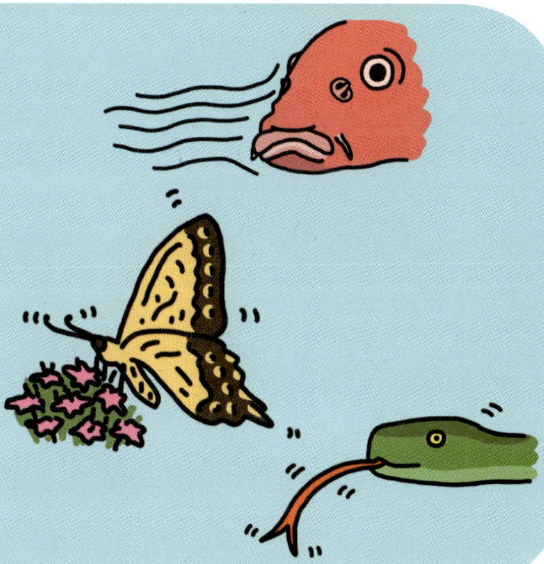

사람 vs 다른 생물의 몸속 전격 비교 !!

킁킁, 주인님 냄새가 달라졌어!

개는 사람보다 100만 배 냄새를 잘 맡을 수 있다고 해. 훈련을 받으면 능력은 더욱 발달해 마약 등을 찾아내는 경찰견으로도 활약할 수 있지. 또한 사람의 오줌에서 나는 냄새로 그 사람이 암에 걸렸는지 구별할 수 있는 개도 있대. '마린' 이라는 이름을 가진 개로, 매우 작은 크기의 암도 발견할 수 있다고 하니 정말 대단한 능력이야!

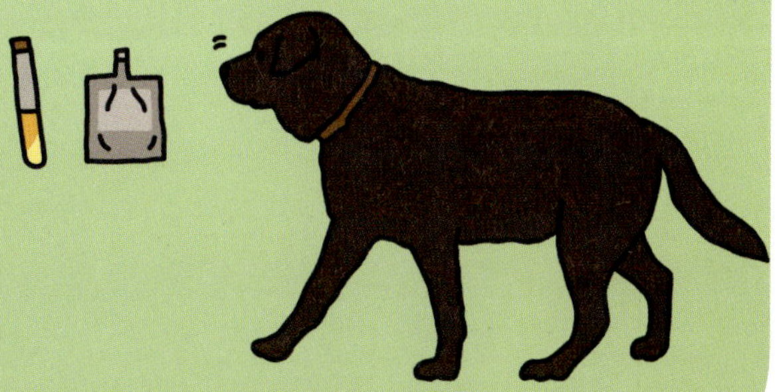

몸과 마음의 관제실

뇌

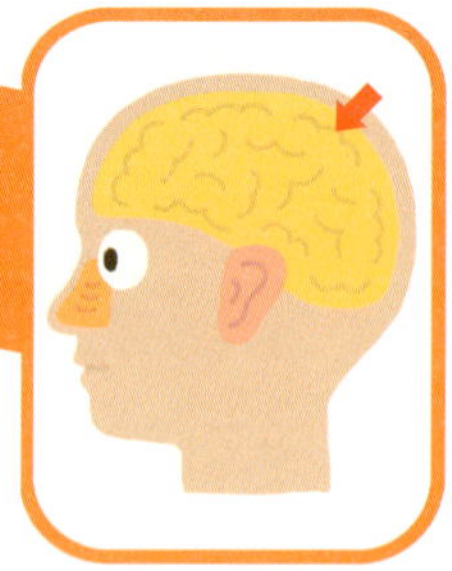

보기, 듣기, 걷기, 일어났다 눕기, 화장실에 가기, 기쁨이나 슬픔을 느끼기. 이 모든 게 뇌가 있어야만 할 수 있어. 다르게 말하면 뇌가 없으면 무엇도 할 수 없단 거지.

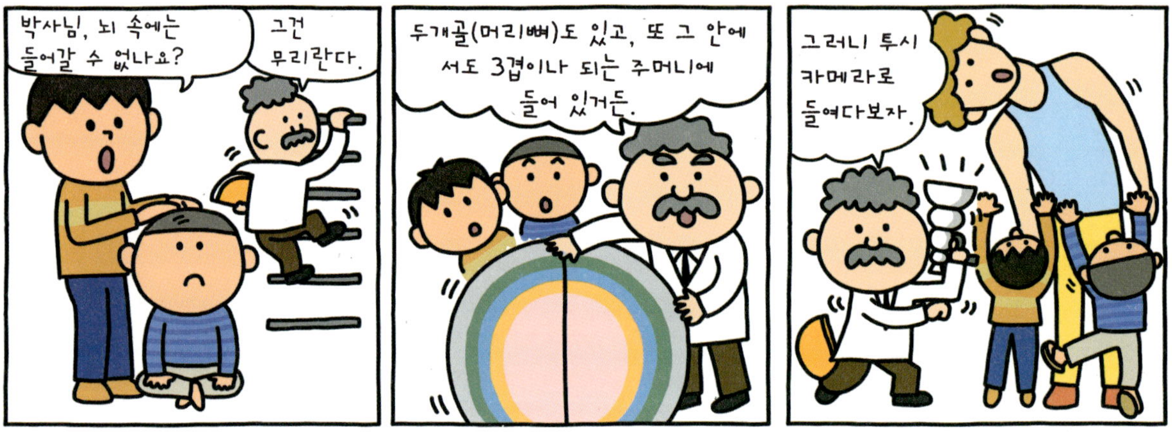
박사님, 뇌 속에는 들어갈 수 없나요?
그건 무리란다.
두개골(머리뼈)도 있고, 또 그 안에서도 3겹이나 되는 주머니에 들어 있거든.
그러니 투시 카메라로 들여다보자.

뇌도 함께 성장한다!

갓 태어난 아기의 뇌는 400g 정도에 불과해. 하지만 6살이 될 때까지 어른의 뇌 무게의 90%까지 무거워지지. 신경세포(→ 82p)의 개수가 늘어나서 무거워지는 것이 아니라, 정보를 전달하는 네트워크를 만드는 부분이 자라기 때문이래.

뇌를 지키는 3개의 막

뇌는 두부처럼 부드럽고 말랑말랑해서 부서지기 쉽대. 그러면 큰일이니까 둥글고 튼튼한 '두개골(→ 87p)'과 그 안쪽의 3개의 막이 둘러싸고 있지. 두 번째의 '지주막(거미막)'은 마치 거미줄 같은 모양으로, 틈새의 물(혈관에서 배어나온 액)이 쿠션 역할을 해준다고 해.

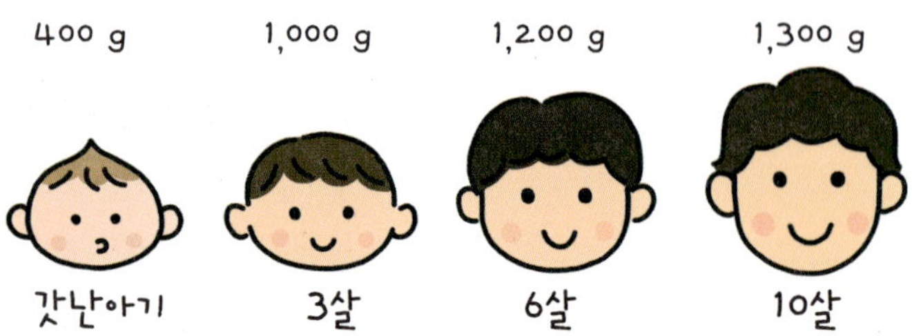

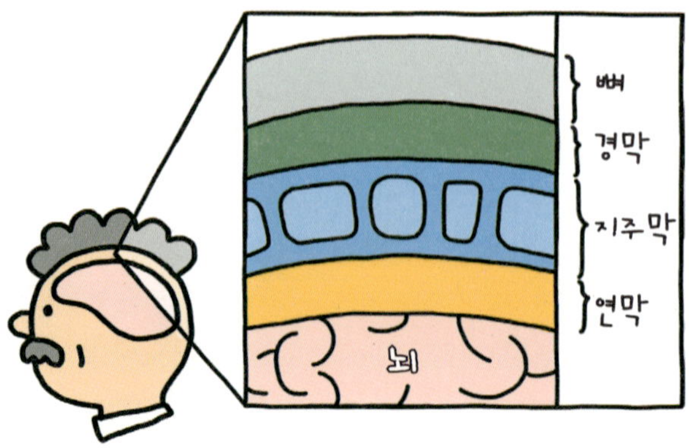

뇌의 구조

뇌는 크게 4개 부분(대뇌, 소뇌, 뇌간, 간뇌)으로 구분되어 있어. 대뇌는 좌우 2개로 나뉘어 있고, 사이에 실 모양의 많은 신경세포가 연결되어 있지. 왼쪽 뇌는 언어와 계산 등을, 오른쪽 뇌는 장소나 형태의 이해를 담당해. 간뇌는 뇌의 한가운데 위치해 있지만, 아래 그림에서는 보이지 않아.

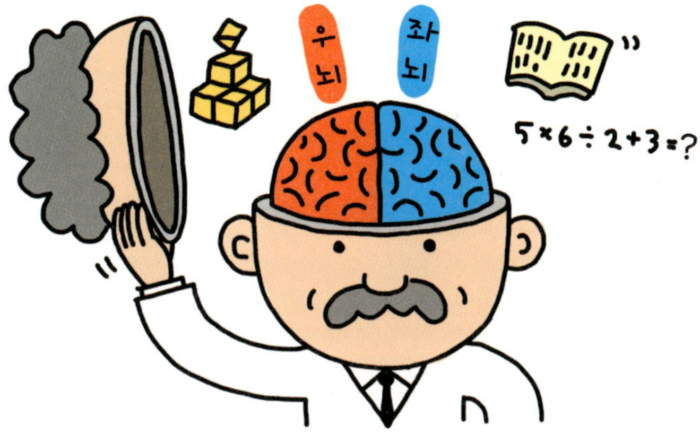

주름을 다 펴면 신문의 한 면 정도!

뇌가 성장하는 속도는 머리뼈의 성장보다 빠르고, 또 안쪽보다 바깥쪽이 빨리 성장해. 좁은 공간에서 빨리 성장하다 보니 뇌에 주름이 생기는 거야. 대뇌의 주름을 전부 펼치면, 신문의 한 면 정도의 넓이라니 생각보다도 더 크지?

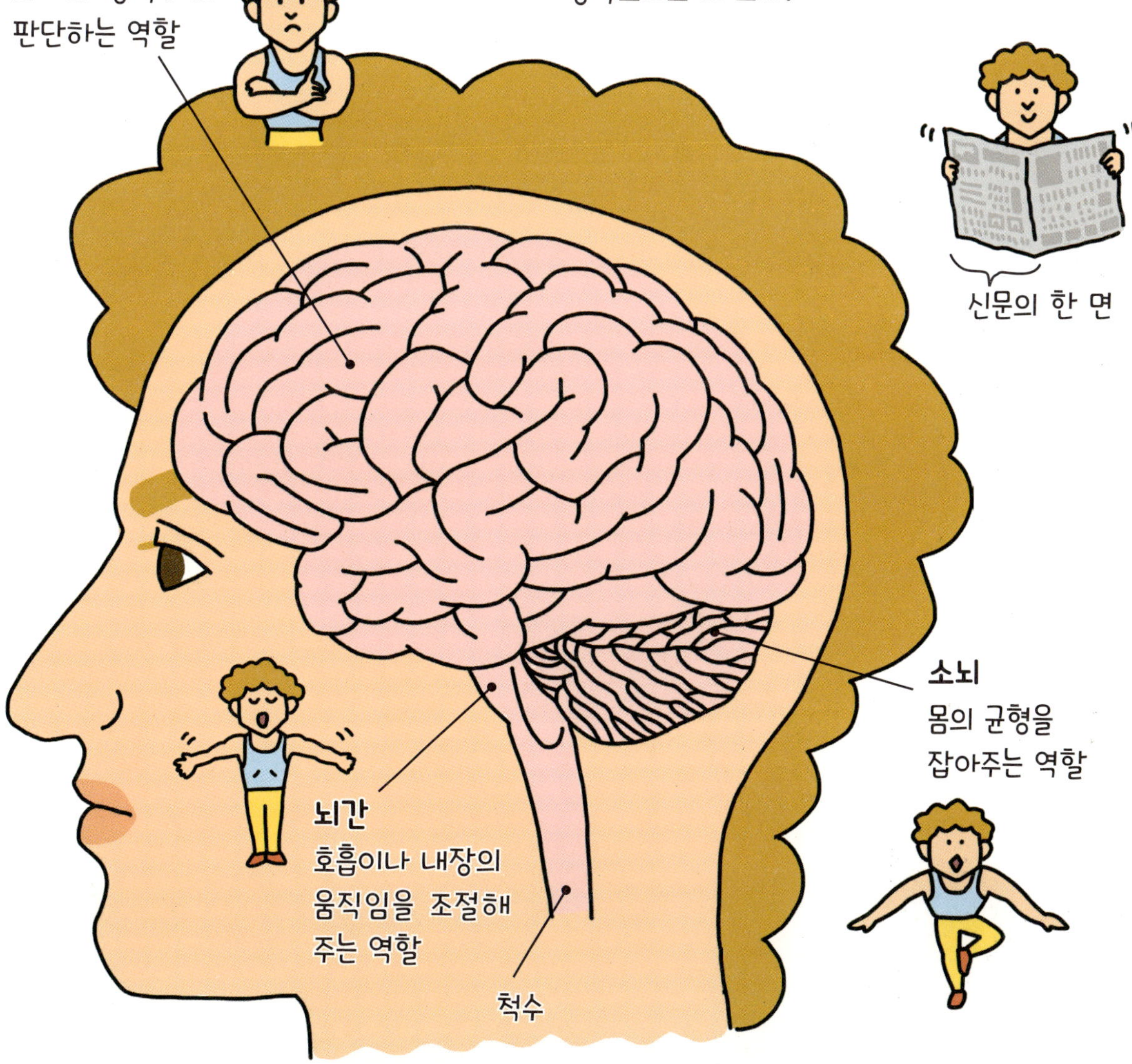

뇌의 구조

뇌는 크게 4개 부분(대뇌, 소뇌, 뇌간, 간뇌)으로 구분되어 있어. 대뇌는 좌우 2개로 나뉘어 있고, 사이에 실 모양의 많은 신경세포가 연결되어 있지. 왼쪽 뇌는 언어와 계산 등을, 오른쪽 뇌는 장소나 형태의 이해를 담당해. 간뇌는 뇌의 한가운데 위치해 있지만, 아래 그림에서는 보이지 않아.

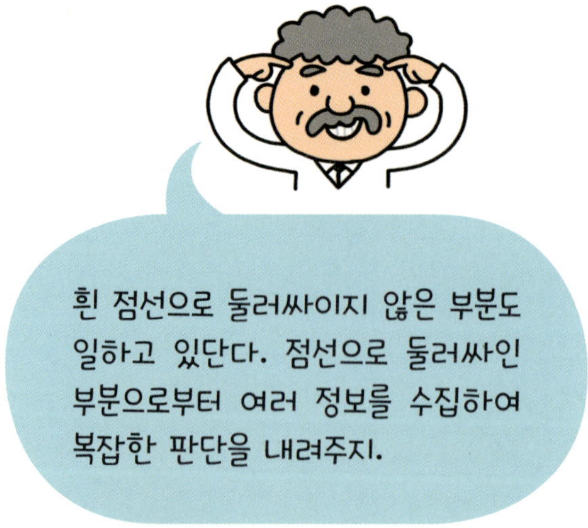

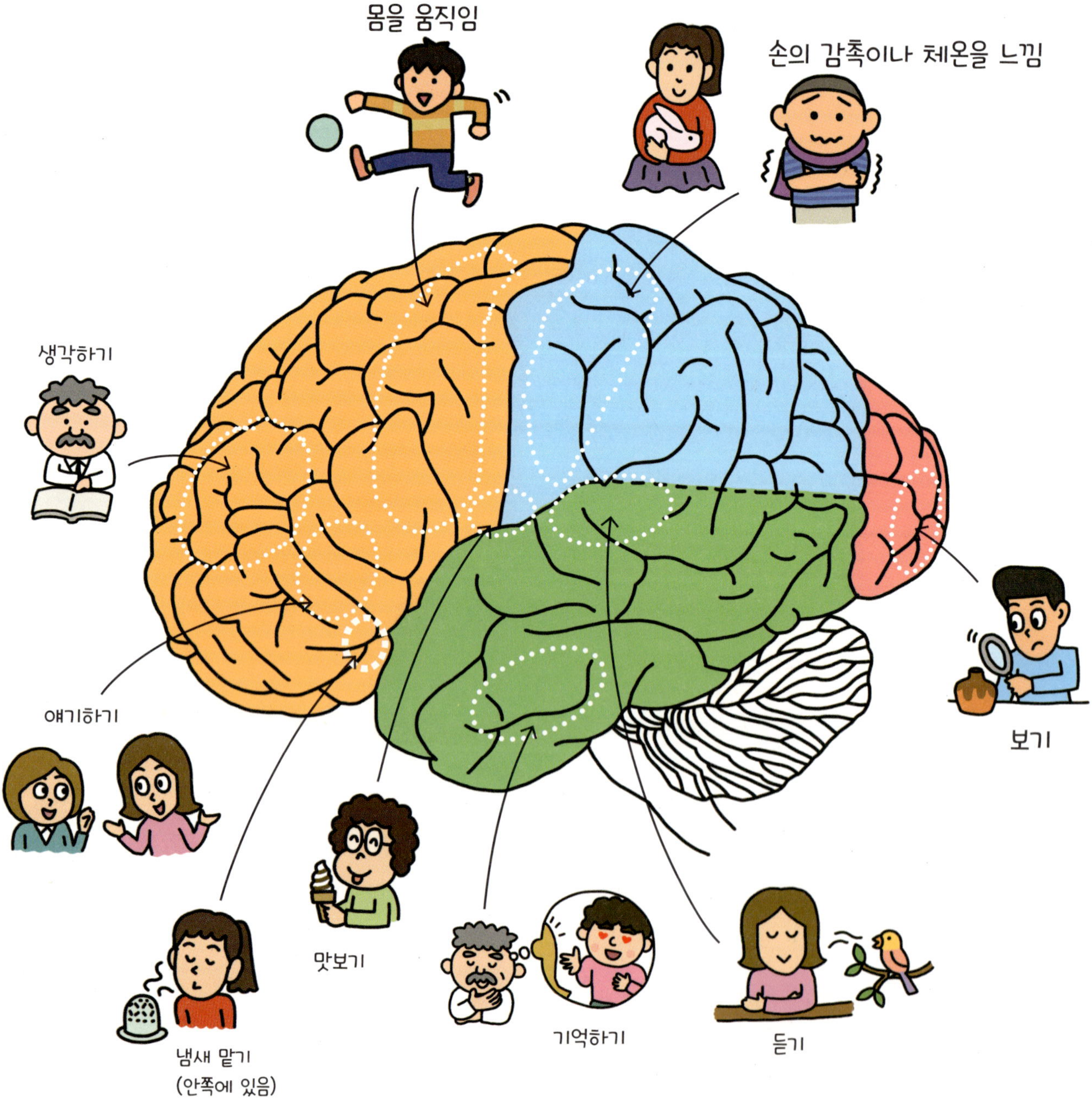

'사슴벌레 발견!' 그 순간 뇌는?

나무에 매달려 있는 사슴벌레를 잡으려고 할 때, 뇌 속에서는 그림과 같은 순서대로 정보가 전달된 다음 손에 명령을 내리는 거야. 이렇듯 매우 평범한 움직임에서도 뇌 전체를 사용하고 있다는 것을 알 수 있어.

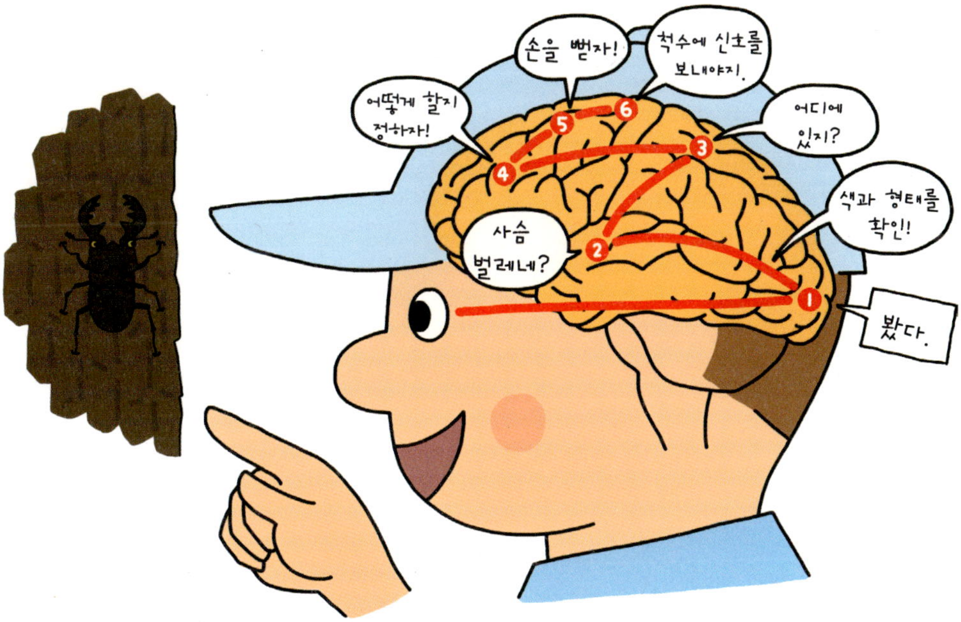

뇌가 크고 무거울수록 머리가 좋다?

뇌의 무게는 사람에 따라 약간씩 차이가 난다고 해. 그림처럼 평균적인 일본인 여성의 뇌 무게는 가볍지만, 그것으론 신경(→82p)의 개수는 알 수 없지. 즉, 뇌가 무겁다고 '머리가 우수한 것'은 아니라는 소리! 아인슈타인의 뇌 무게 역시 1,230g에 불과했다고 해.

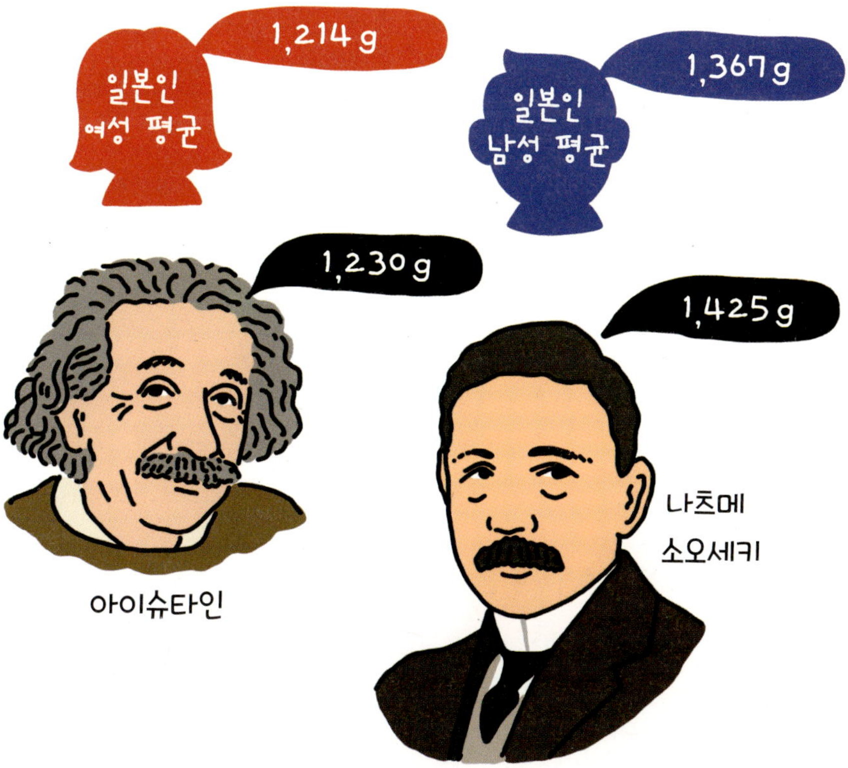

1,214 g
일본인 여성 평균
1,367 g
일본인 남성 평균
1,230 g
아이슈타인
1,425 g
나츠메 소오세키

100만 km의 네트워크

'신경'은 몸속에서 여러 가지 정보를 전달하기 위한 통로라고 볼 수 있지. 특히 뇌 속에는 많은 신경들이 그물처럼 연결되어 있고, 총 12종류(후각신경, 시각신경, 눈돌림신경, 도르래신경, 삼차신경, 갓돌림신경, 얼굴신경, 속귀신경, 혀인두신경, 미주신경, 더부신경, 혀밑신경)에 이르지.

뇌의 신경을 구석구석까지 전부 펼치면 길이가 100만km나 된대. 지구 한 바퀴의 둘레가 약 4만 km라니까, 지구를 25번 돌 수 있는 길이인 셈!

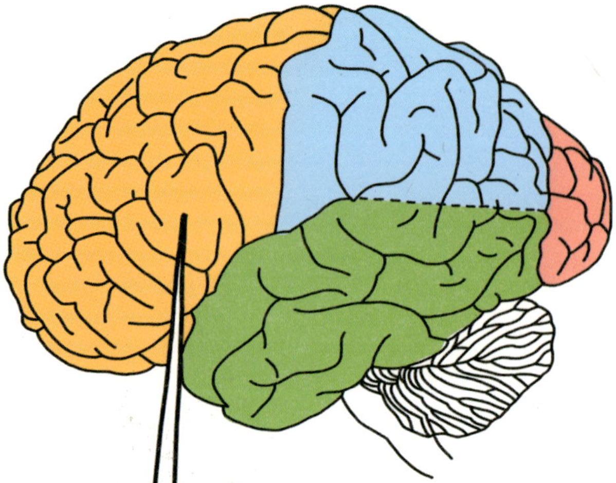

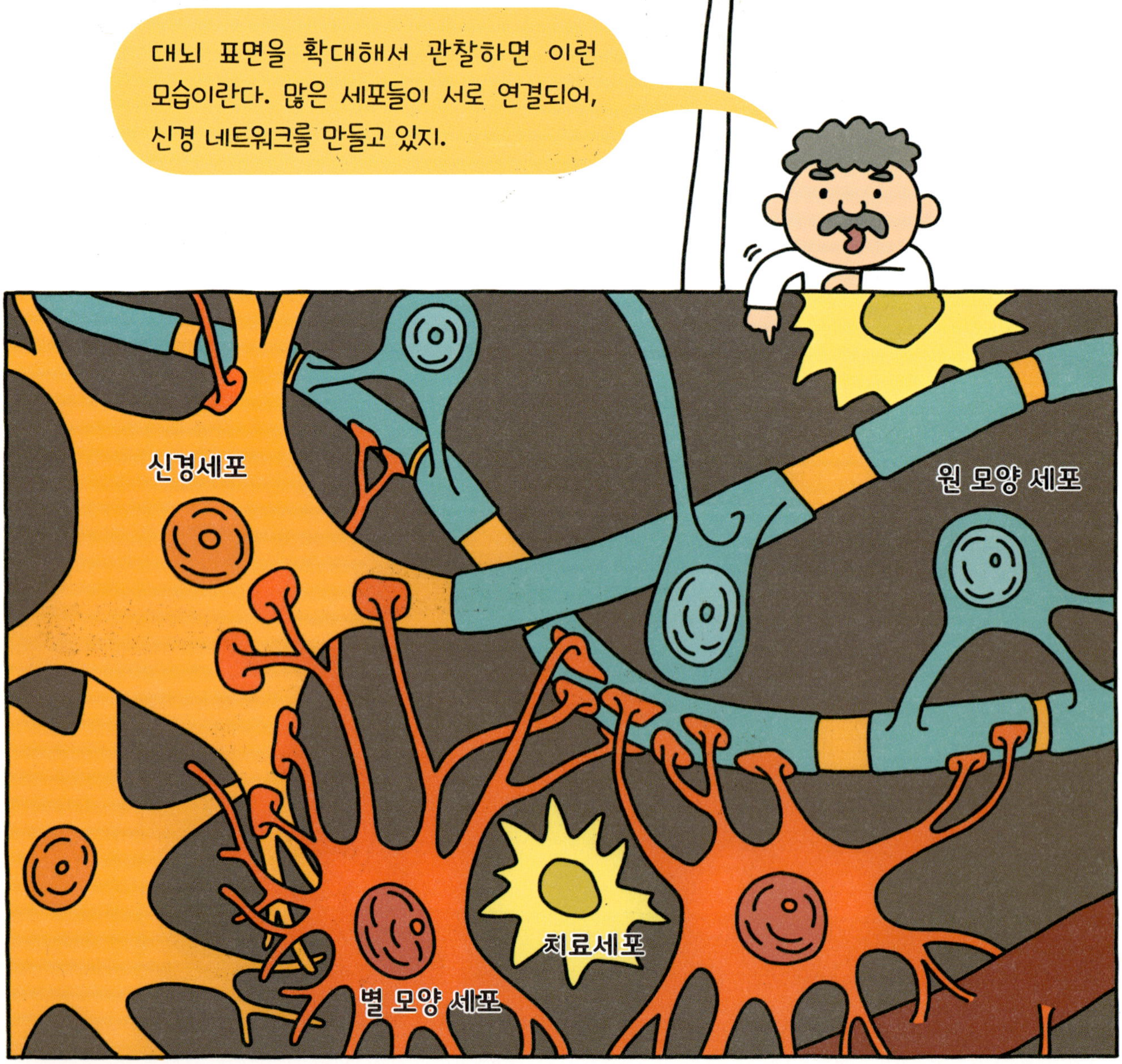

 참고문헌 『解剖生理をおもしろく学ぶ』(増田敦子監修／医学芸術社)

네트워크의 핵심!

신경세포는 그림처럼 본체(핵이 있는 신경세포의 중심)에서 기다란 축이 뻗어 나오는 모습을 하고 있어. 가지처럼 갈라진 끝부분에서 다른 신경세포와 연결되는데, 뇌에는 1,000억 개 이상의 신경세포가 복잡하게 연결되어 있지. 이 네트워크 덕분에 신체에서 전달된 정보를 1초에 100 m의 속도로 뇌 여기저기에 신속하게 전달할 수 있어.

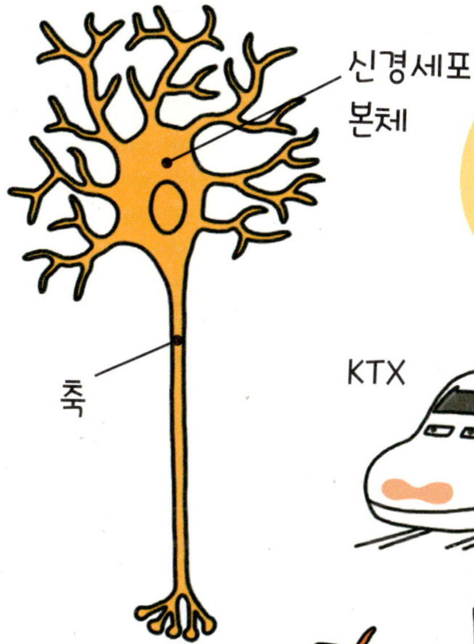

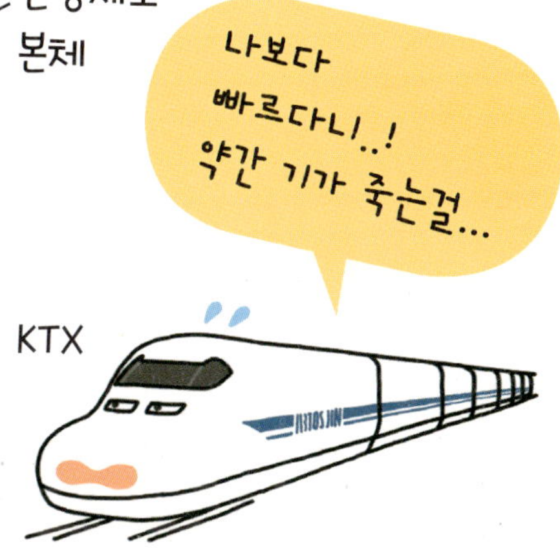

신경세포야, 우리가 도와줄게!

신경세포의 복잡한 네트워크에는 틈이 있고, 그 틈 사이에는 많은 세포들이 있어서, 신경세포를 도와준다고 해. 어떤 세포들인지 알아볼까?

① 원 모양(원형) 세포

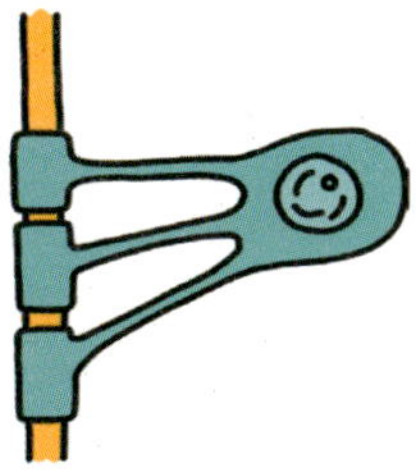

신경세포의 축을 덮는 덮개(커버)를 만들어.

② 별 모양(성상) 세포

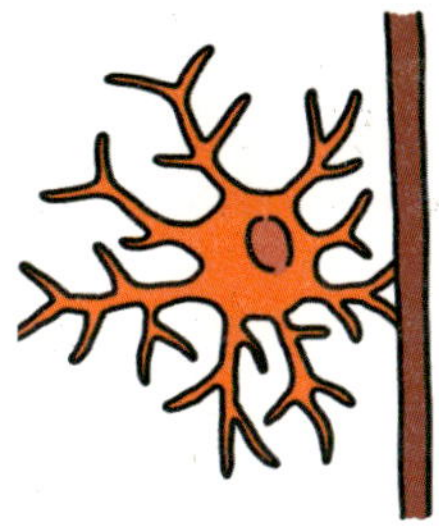

혈관과 신경세포를 연결하여 영양소를 운반해줘.

③ 치료세포

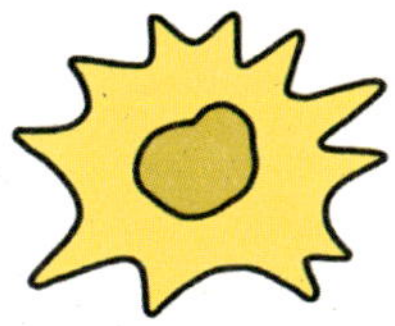

신경세포의 상처를 치료해주지.

사람 vs

다른 생물의 몸속 전격 비교!!

6 kg 짜리 뇌

향유고래의 뇌는 9.2kg, 코끼리의 뇌는 6kg나 된다고 해. 하지만 덩치가 워낙 크기 때문에 몸 크기에 비해서는 뇌가 작다는 것을 알 수 있지. 사람의 뇌 무게는 보통 1.5kg에 못 미치지만, 체중의 약 1/50이니 몸에 비해 꽤 무겁고 큰 셈이지.

코끼리 6,000g
체중의 0.12%

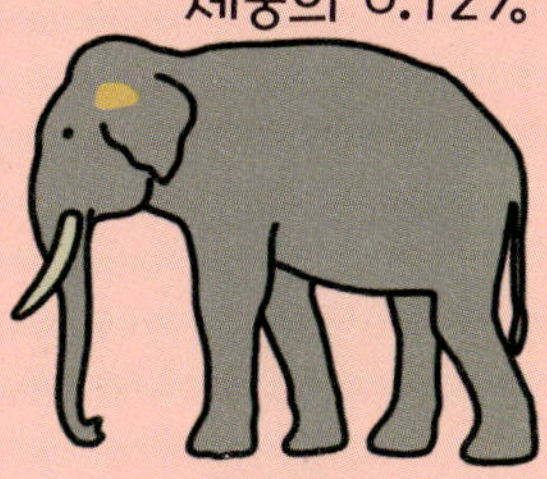

향유고래 9,200g
체중의 0.018%

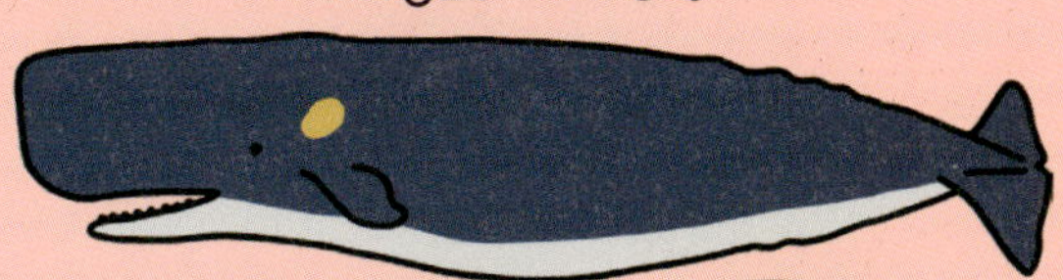

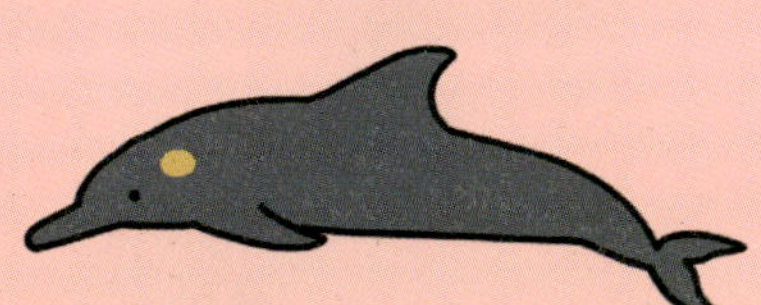

돌고래
1,500g
체중의 0.6%

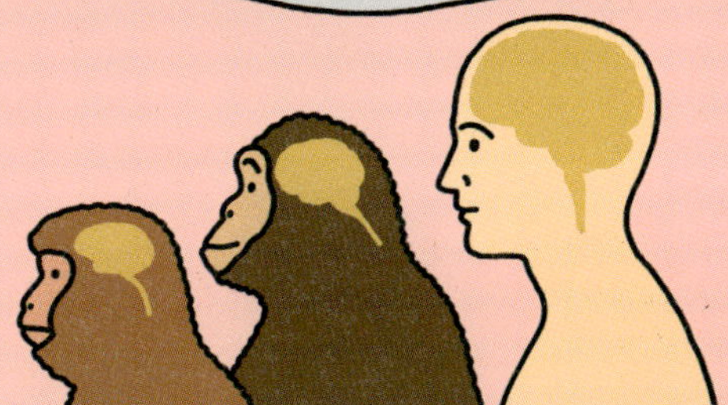

일본원숭이
75g
체중의 0.58%

고릴라
500g
체중의 0.3%

사람
1,200~1,350g
체중의 1.93%

마이크로 여행 마지막

뼈와 근육을 관찰하는 여행

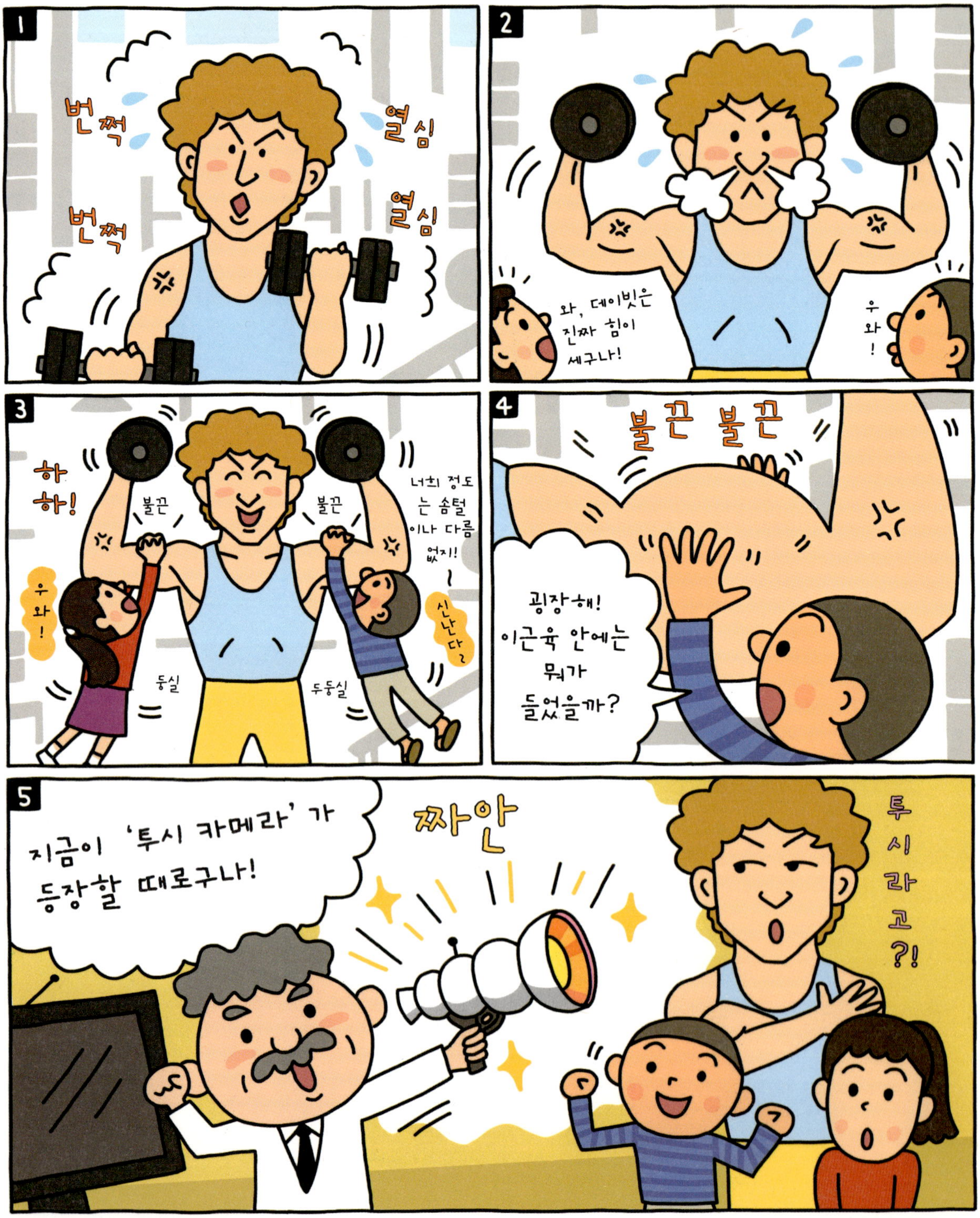
1
번쩍
번쩍
열심!
열심!
2
와, 데이빗은 진짜 힘이 세구나!
우와!
3
하하!
불끈
불끈
너희 정도는 솜털이나 다름없지!
우와!
신난다~
둥실
두둥실
4
불끈 불끈
굉장해! 이 근육 안에는 뭐가 들었을까?
5
지금이 '투시 카메라'가 등장할 때로구나!
짜안
투시라고?!

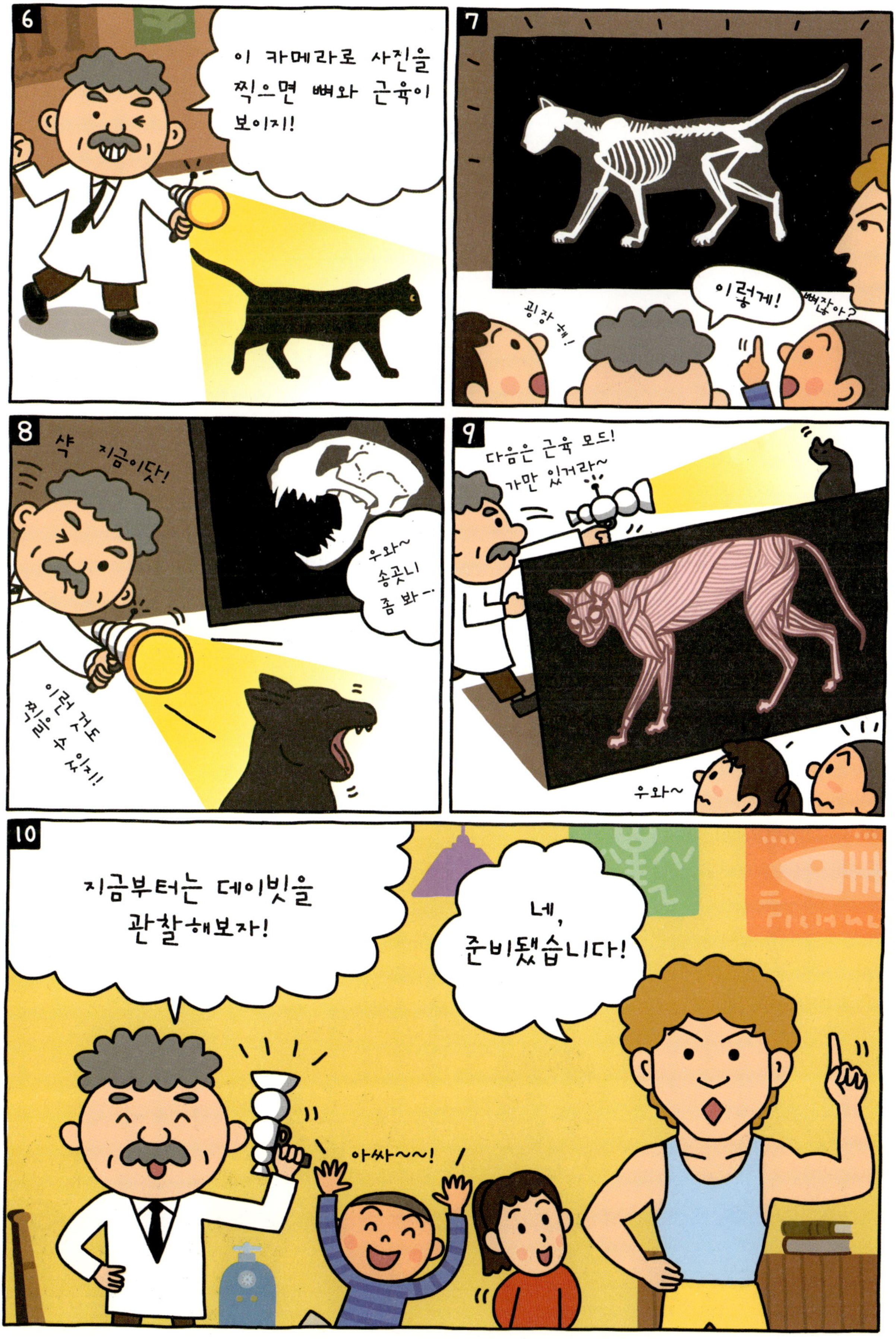
6
이 카메라로 사진을 찍으면 뼈와 근육이 보이지!
7
굉장해!
이렇게!
뻔잖아?
8
샥
지금이닷!
우와~ 송곳니 좀 봐-.
이런 것도 찍을 수 있지!!
9
다음은 근육 모드! 가만 있거라~
우와~
10
지금부터는 데이빗을 관찰해보자!
네, 준비됐습니다!
아싸~~!

몸을 지탱하고 내장을 보호해주는 힘
뼈

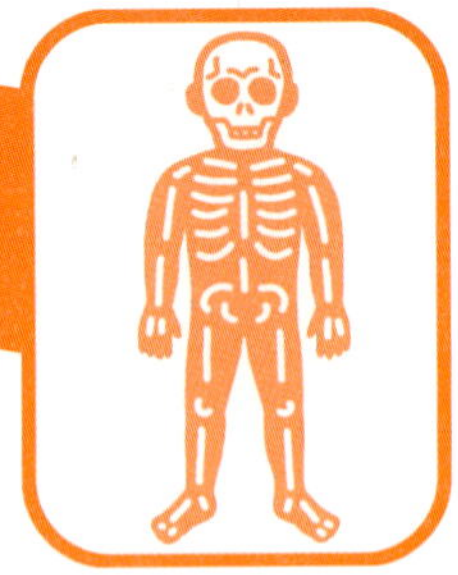

뼈는 몸을 지탱하고 뇌, 폐, 위, 장 등의 내장을 보호해주지. 그 밖에도 피를 만들거나 몸에 필요한 칼슘을 저장해두는 기능도 갖고 있어.

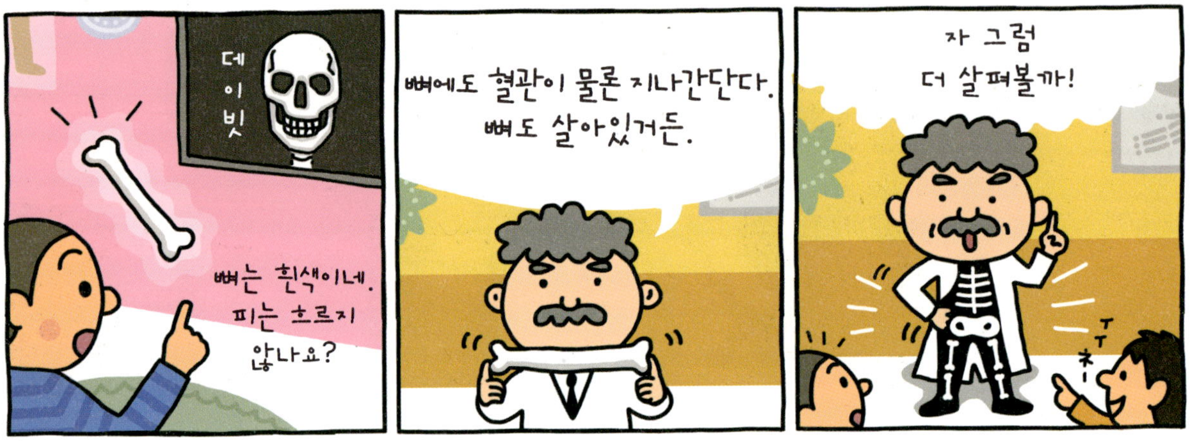

데이빗
뼈는 흰색이네. 피는 흐르지 않나요?
뼈에도 혈관이 물론 지나간단다. 뼈도 살아있거든.
자 그럼 더 살펴볼까!

뼈의 개수는 사람마다 다르다고?

사람의 뼈 개수는 대략 206개 정도. 엉덩이의 '꼬리뼈(미골)'은 사람에 따라 3~5개로 만들어져 있어서 차이가 나지. 또 갓 태어난 아기의 뼈는 정확히 연결되어 있지 않기 때문에 300개 이상이야.

큰 뼈 vs 작은 뼈

사람의 몸에서 가장 큰 뼈는 '넙다리뼈(대퇴골)'라는 허벅지(넓적다리) 뼈라네? 남자 어른의 대퇴골 길이는 45cm 정도라고 해. 반대로 가장 작은 뼈는 귓속에 있는 '등자뼈'(→ 69~71p)인데, 길이가 3 mm에 불과해. 이렇듯 여러 가지 모양과 크기를 가진 200개 정도의 뼈가 조합되어 몸을 구성하는 거야.

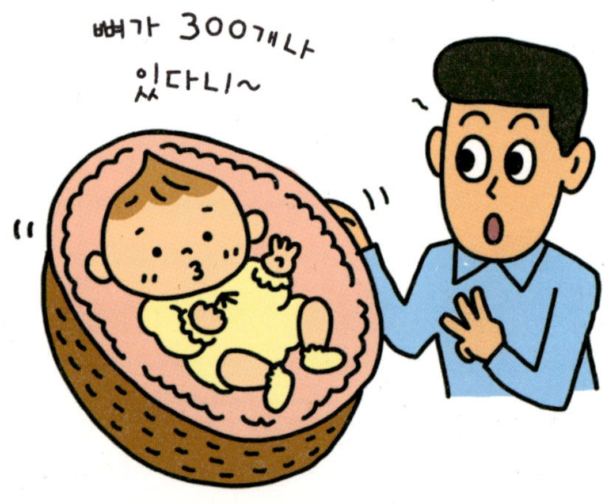

뼈가 300개나 있다니~

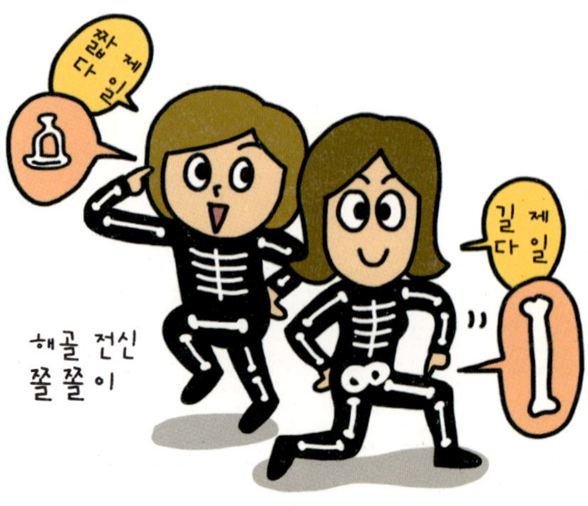

제일 짧다
제일 길다
해골 전신 쫄쫄이

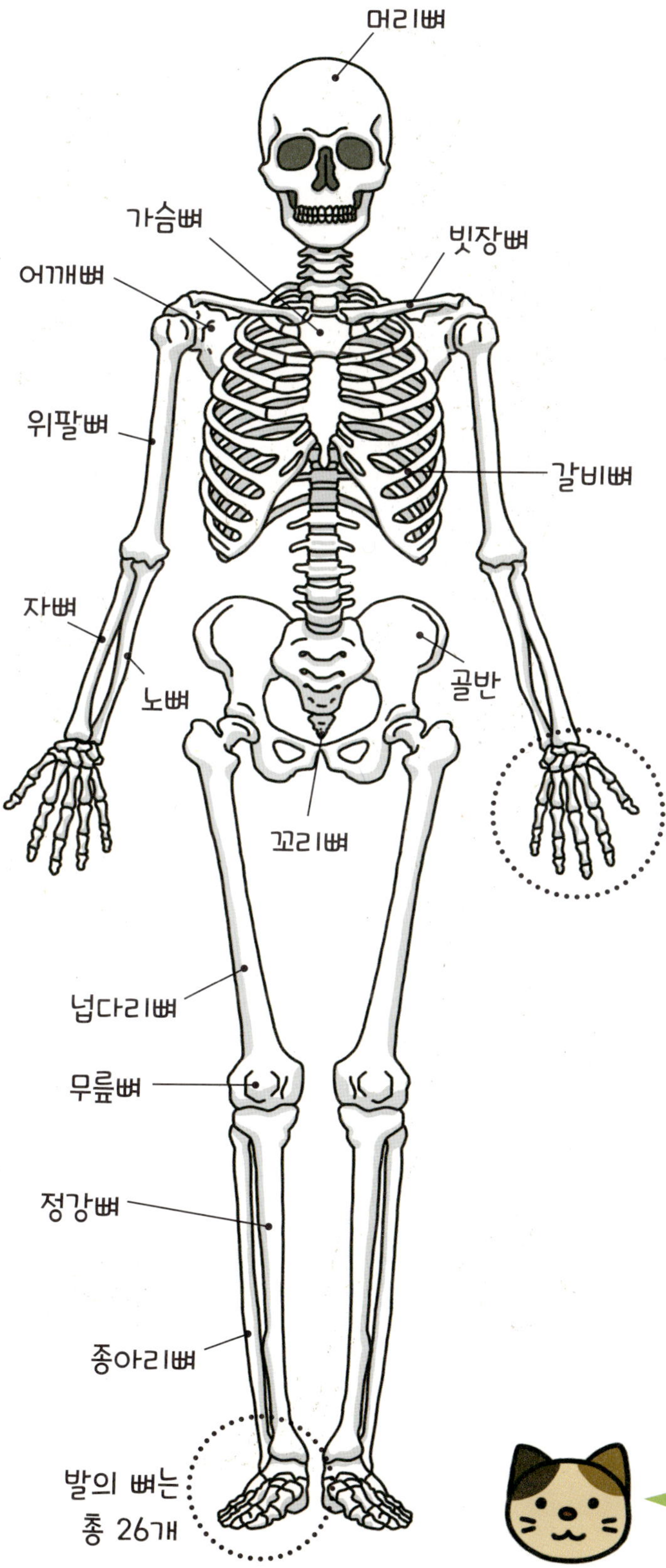

23개의 입체퍼즐

머리는 23개의 뼈가 모여서 동그란 모양을 하고 있지. 자세히 살펴보면 뼈의 가장자리가 톱니 모양처럼 서로 단단하게 맞물려 있어. 또 뼈와 뼈 사이는 실 같은 섬유로 연결되어 있어서 절대 빠지지 않아. 중요한 뇌를 보호하기 위해 머리뼈는 매우 튼튼하게 결합되어 있는 거야.

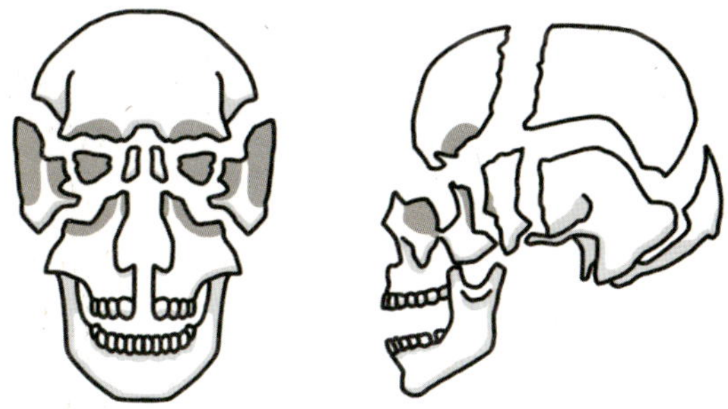

33층 S자 타워

등뼈는 등의 한가운데를 지나는 큰 뼈로, 약 33개의 뼈가 S자 모양의 곡선을 만들며 연결되어 있지. 한가운데에는 큰 구멍이 있고, 이 구멍에는 '척수'라는 신경다발이 지나고 있어. 척수는 뇌와 몸을 연결해주는 중요한 신경 케이블이라고 볼 수 있어.

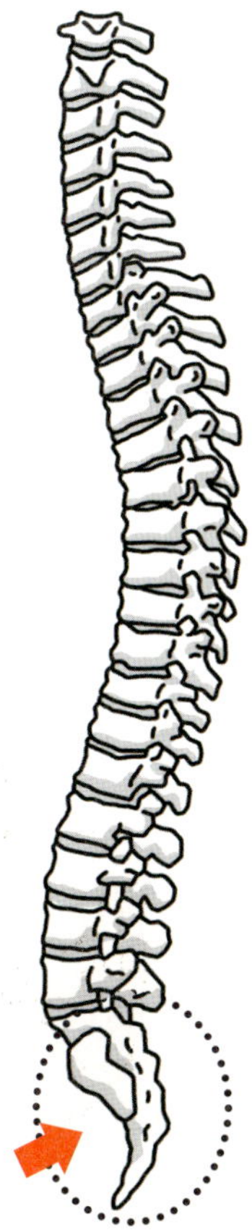

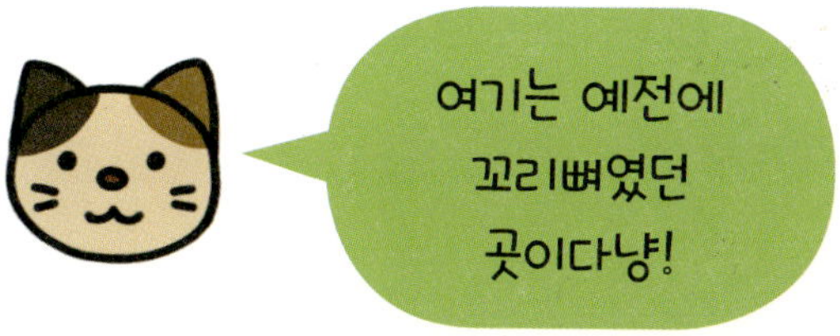

관절: 뼈의 이음매(연결부위)

몸에는 팔꿈치나 무릎, 손가락과 발가락 등, 구부리거나 돌릴 수 있는 곳이 많은데, 그곳들을바로 '관절'이라고 하지. 관절을 만드는 뼈 끼리, 매우 단단하고 얇은 딱딱한 고무 같은 것으로 연결되어 있다고 해. 관절은 몇 개의 종류로 나뉘는데, 위치에 따라 움직이는 방식이 정해져 있다하네?

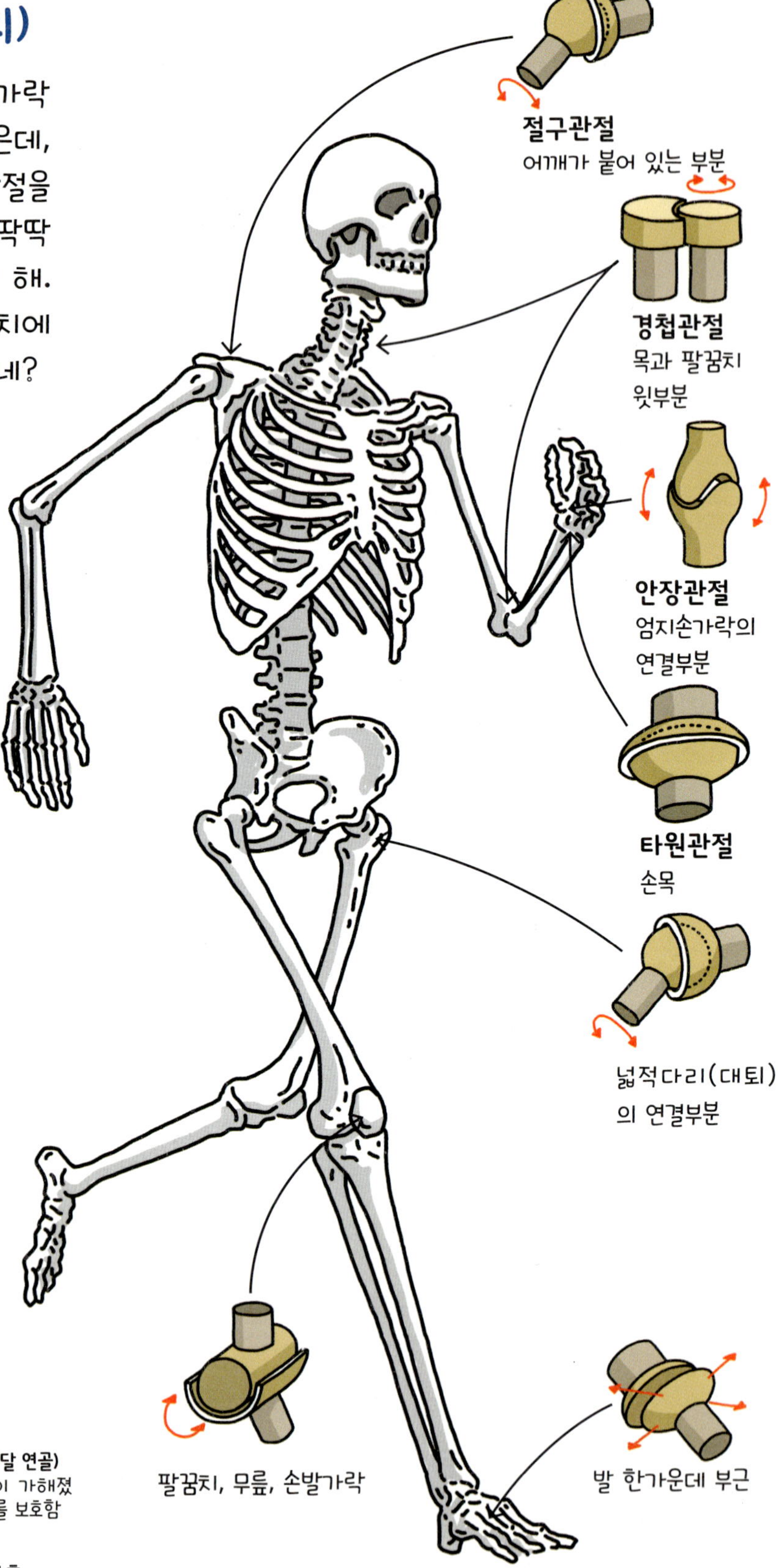

무릎은 이렇게 생겼다 !

허벅지(넙다리뼈)와 정강이(정강뼈)의 관절은 '인대'라는 힘줄(근육)로 연결되어 있어. 또한 연골이나 관절을 보호하는 액이 있어서, 뼈끼리 서로 스치지 않고 원활하게 움직일 수 있는 거야.

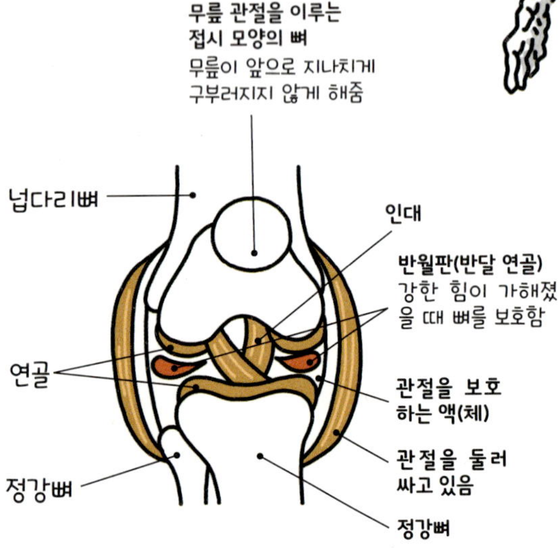

뼈는 이렇게 생겼다!

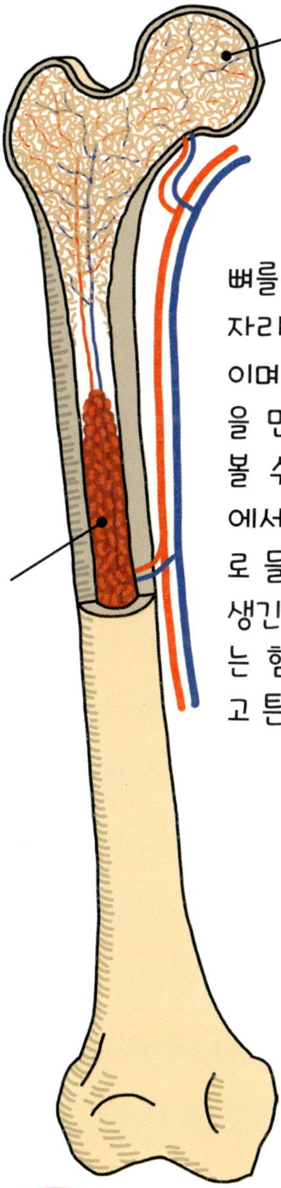

뼈를 반으로 잘라보면 가장자리가 스펀지 같은 그물망이며, 가운데 부분에는 혈액을 만드는 '골수'가 있는 걸 볼 수 있지. 적혈구는 이곳에서 만들어진 다음 혈관으로 들어가게 돼. 파이프처럼 생긴 모양은 위에서 가해지는 힘에 강하며, 뼈를 가볍고 튼튼하게 해주지.

가볍지만 튼튼하다!

뼈는 치아와 똑같이 '칼슘'으로 만들어져 있고, 치아 다음으로 단단해. 몸을 지탱하려면 물론 단단해야 하지만, 단단하기만 하면 쉽게 부러질 수 있잖아? 그래서 단백질로 만들어진 강한 실 같은 섬유가 지나가며 뼈를 지탱해주지. 이 섬유는 뼈를 약간 부드럽게 해주어 쉽게 부러지지 않게 해주는 거야.

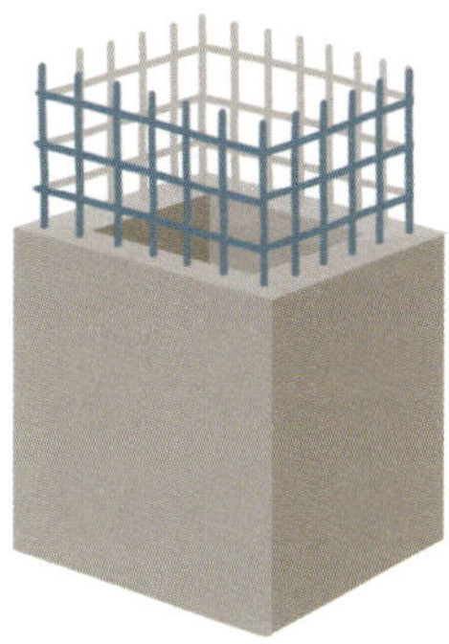

뼈는 혈액을 생산하는 공장!

'골수'는 적혈구나 백혈구, 혈소판 등 혈액을 만드는 장소야. 하루에 2,000억 개의 적혈구를 생산하여 몸속으로 보내준다니, 뼈가 하는 일이 생각보다 많지?

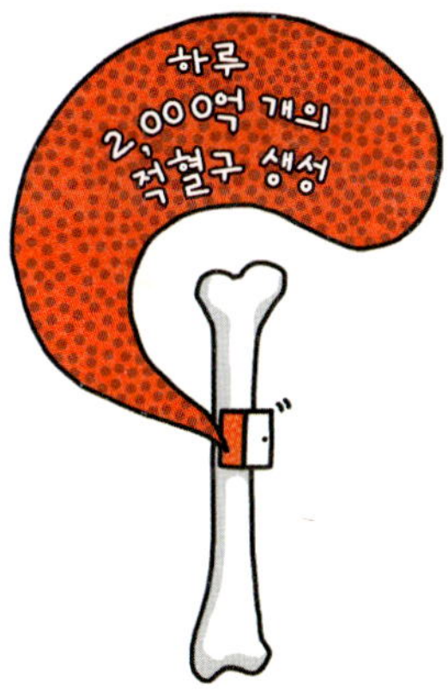

사람 vs 다른 생물의 몸속 전격 비교!!

지느러미가 손발로 진화했다고!?

손발이 다른 무언가로부터 진화했다는 건 상상 못했을 거야. 사람뿐 아니라 많은 동물들이 갖고 있는 4개의 손과 발은 물고기의 가슴지느러미와 배지느러미가 진화하여 완성된 거라고 해. 3억 년도 더 전에 손발 같은 지느러미로 걸어 다녔다는 생물(개구리 종류의 선조)이 존재했는데, 오랜 시간이 흘러 손발을 가진 동물로 진화한 거래.

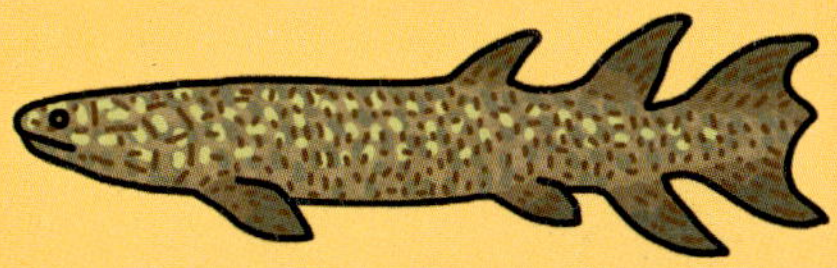
오래 전의 물고기(유스테노푸테론)

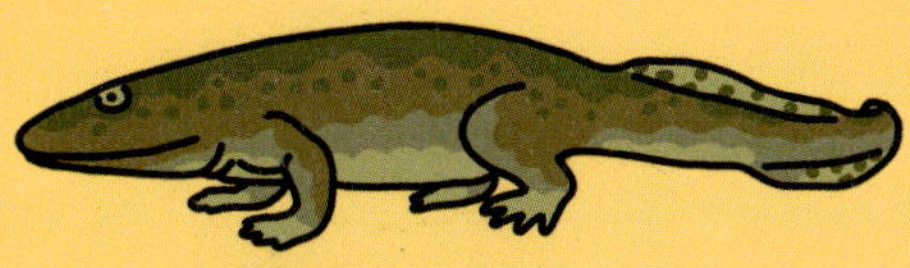
개구리의 선조(이쿠티오스테가)

몸을 움직이는 주인공은 바로 나!

근육

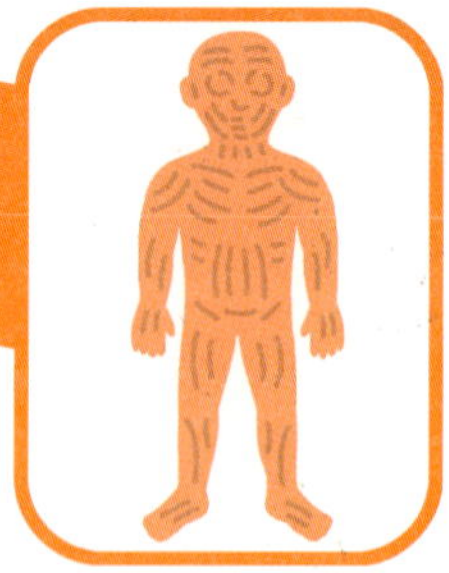

근육은 늘어나기도 하고 줄어들기도 하며 몸을 움직여주지. 몸을 지탱하는 '축'이 뼈이고, 그것을 움직이는 것이 바로 근육이라고 할 수 있어. 즉, 뼈와 근육이 모두 있어야 비로소 달릴 수도 물체를 잡을 수도 있어.

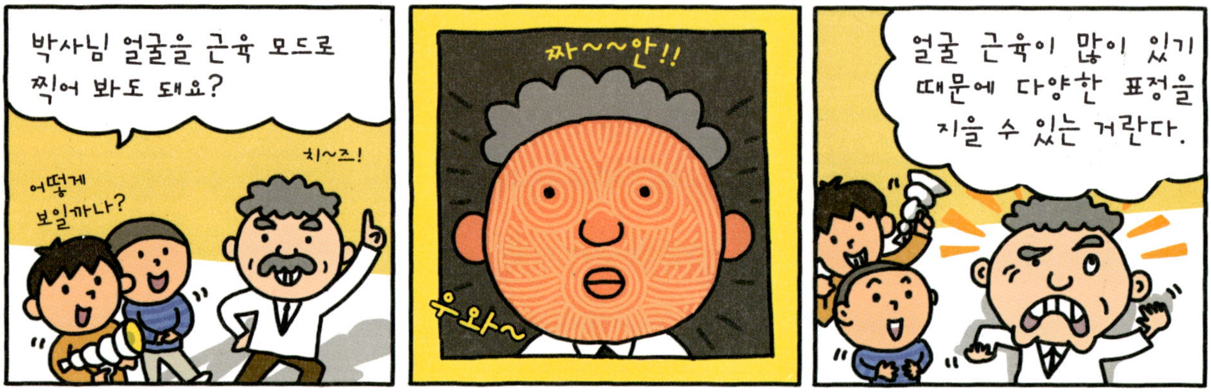

박사님 얼굴을 근육 모드로 찍어 봐도 돼요?
어떻게 보일까나?
치~즈!
짜~~안!!
우와~
얼굴 근육이 많이 있기 때문에 다양한 표정을 지을 수 있는 거란다.

근육은 삼총사(3종류)!

근육은 손발뿐만 아니라 심장이나 위, 장 등 내장도 움직여주지. 크게 3종류가 있고, 각각 특징이나 맡고 있는 역할이 다르니까 한번 알아볼까?

① 심장 근육

'심근'이라고 하며, 심장에만 있어. 쉬지 않고 평생 움직이지.

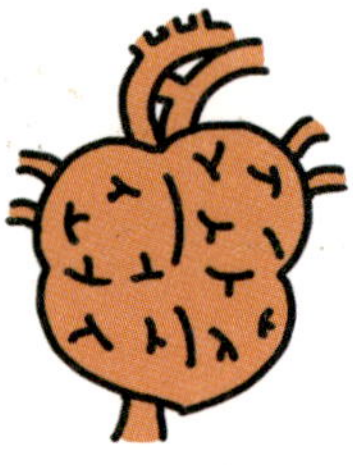

③ 몸을 움직이는 근육

뼈와 뼈를 연결하여 스스로 움직일 수 있는 근육. 갑자기 움직일 수는 있지만, 오랫동안 계속 움직이는 것은 어려워.

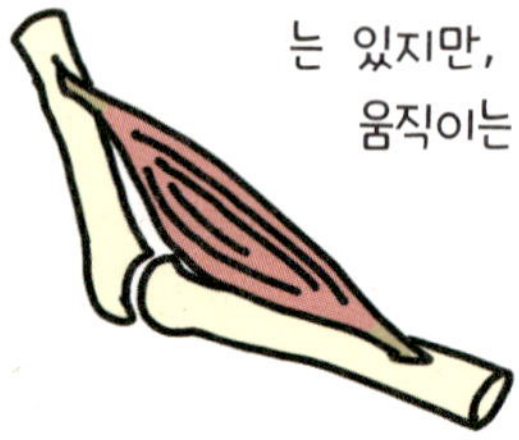

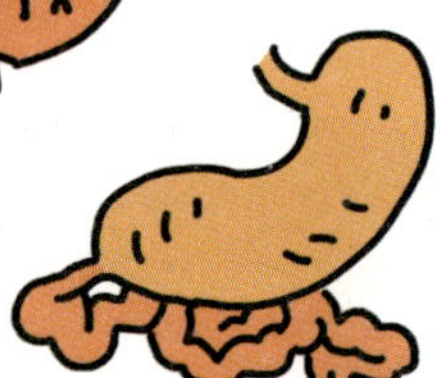

② 위와 장 근육

위와 장, 혈관 벽을 만드는 근육. 천천히 오랫동안 움직일 수 있어.

모든 근육의 무게 = 약 몸무게의 절반!

몸속의 근육 무게를 다 더하면, 몸무게의 절반 정도가 나온다고 해. 허벅지와 엉덩이 등, 허리부터 아래에는 큰 근육이 있어서 체중을 지탱할 수 있어.
또 근육은 몸을 움직이지 않을 때에도 많은 열을 방출하여 체온을 유지해주지.

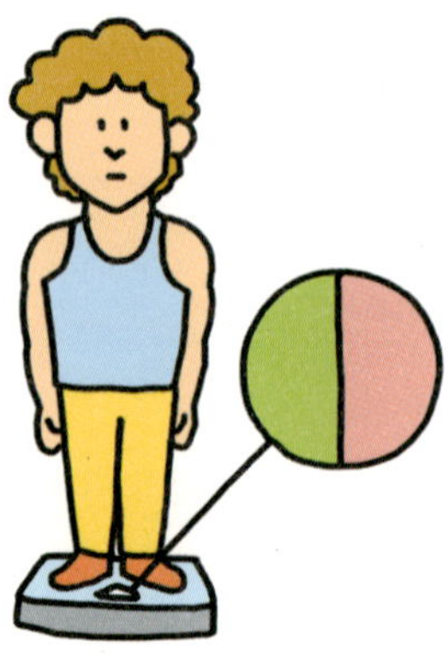

데이빗의 근육을 살펴볼까?

사람의 몸에는 300가지 종류, 650개 정도의 근육이 있다고 해. 등 주변처럼 보이는 부분은 물론이고 겉에서 보이지 않는 몸의 안쪽(내장)에도 근육이 있어. 데이빗의 근육이 우리한테는 어디에 해당하는지 몸을 움직이며 확인해보자 (☆은 실제 확인할 수 있는 방법).

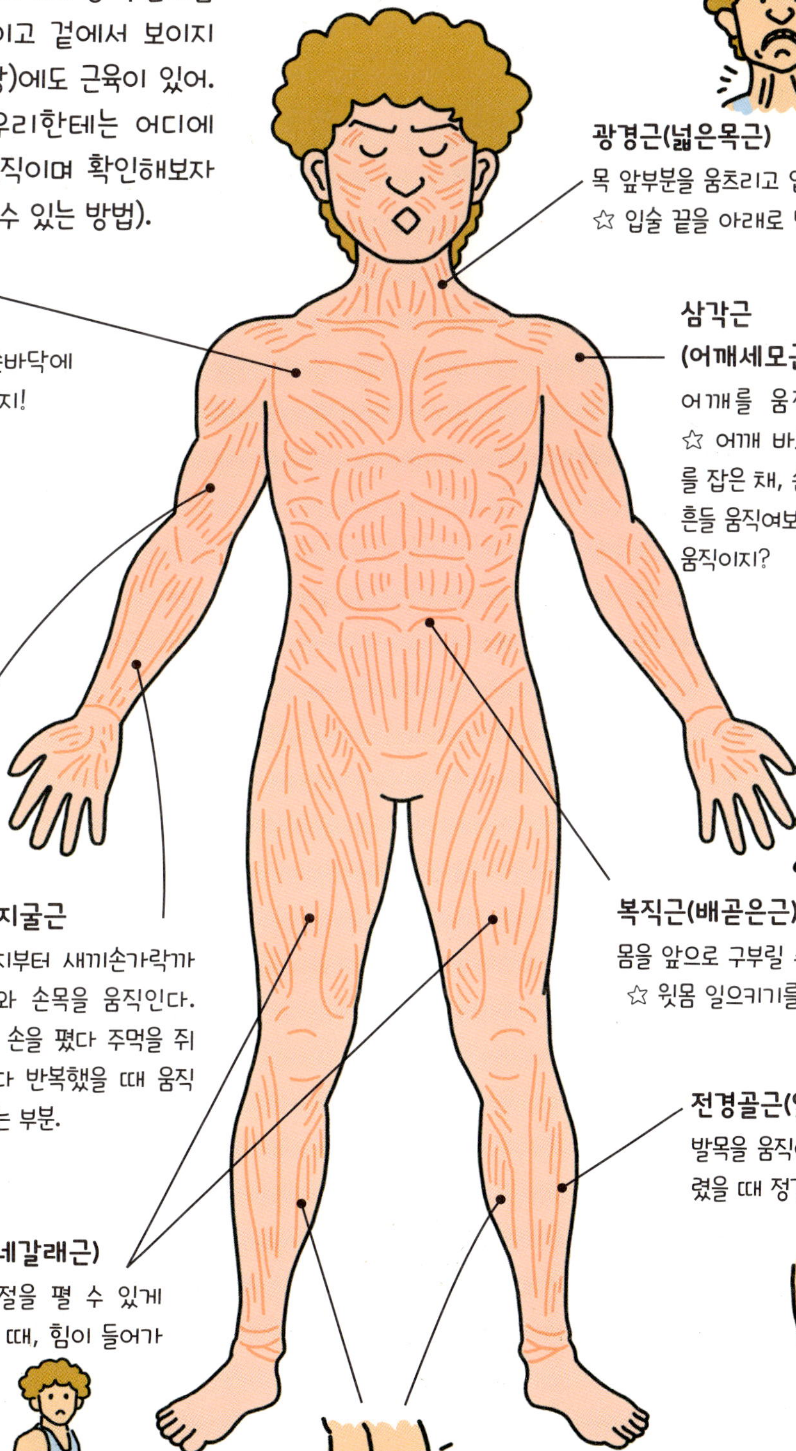

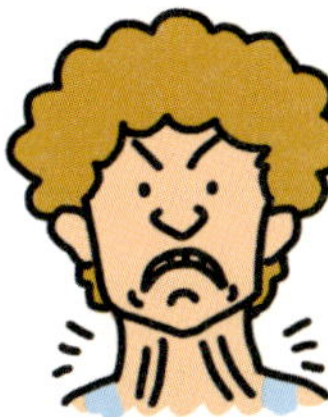

광경근(넓은목근)

목 앞부분을 움츠리고 입술을 움직여주지.
☆ 입술 끝을 아래로 당기면 움직이는 부분.

대흉근(큰가슴근)

팔 위쪽을 움직여주지.
☆ 손과 손을 모아서 손바닥에 꾹 힘을 주면, '꿈틀' 하지!

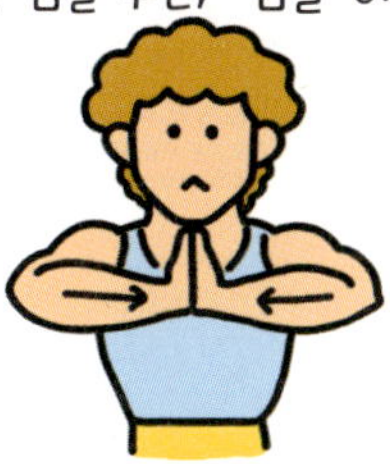

삼각근 (어깨세모근)

어깨를 움직여줘.
☆ 어깨 바로 아래를 잡은 채, 손을 흔들흔들 움직여보면 같이 움직이지?

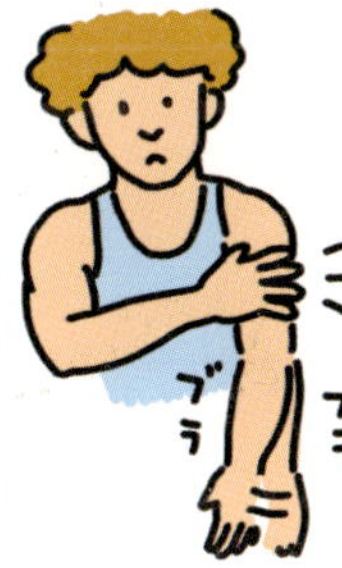

상완이두근 (위팔두갈래근)

팔꿈치를 움직여주지.
☆ 팔꿈치를 구부려 '알통'을 만들어보자.

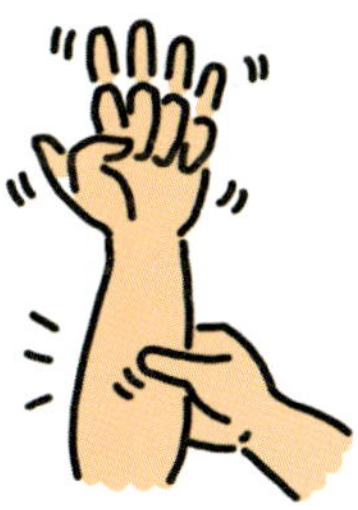

천지굴근

검지부터 새끼손가락까지와 손목을 움직인다.
☆ 손을 폈다 주먹을 쥐었다 반복했을 때 움직이는 부분.

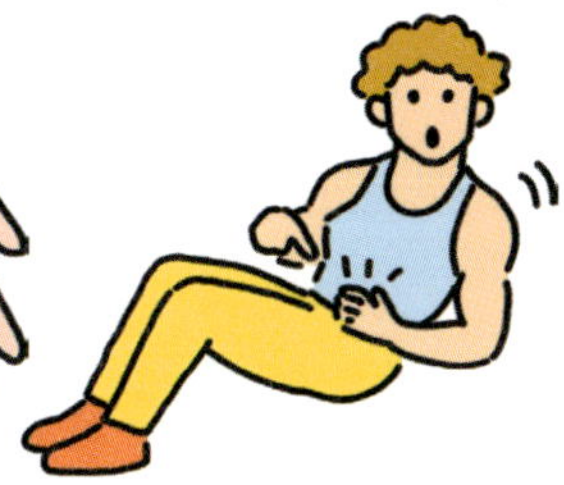

복직근(배곧은근)

몸을 앞으로 구부릴 수 있게 해주지.
☆ 윗몸 일으키기를 할 때 단단해진다.

전경골근(앞정강근)

발목을 움직여줘. ☆ 발끝을 위로 올렸을 때 정강이가 단단해지는 곳.

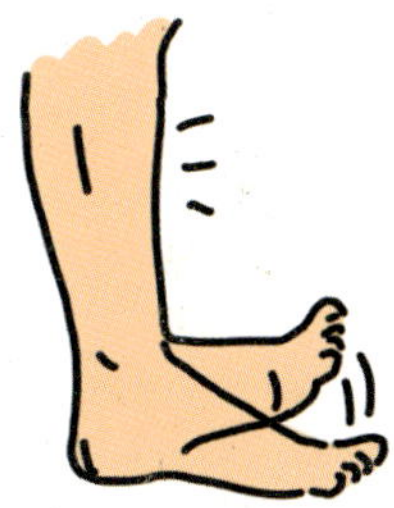

대퇴사두근(넙다리네갈래근)

무릎을 구부리고 고관절을 펼 수 있게 해줘. ☆ 계단을 오를 때, 힘이 들어가는 곳.

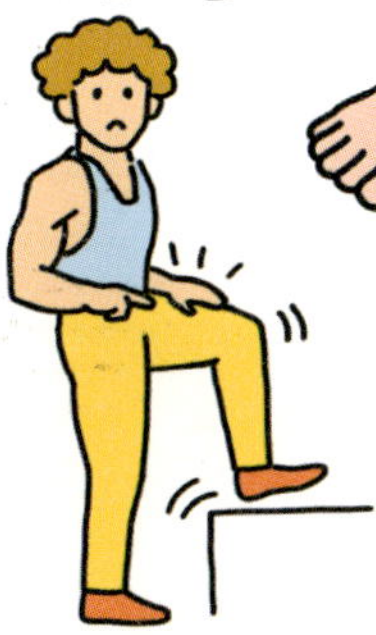

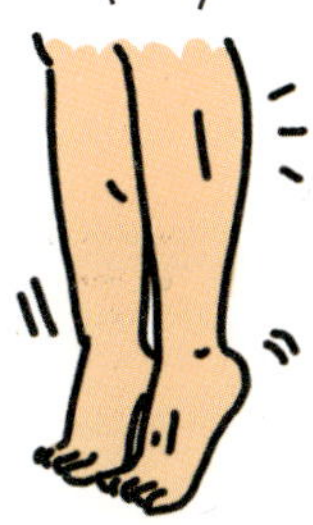

하퇴삼두근

아킬레스건과 연결되어서 발목을 움직여주지. ☆ 등을 펴고 발끝으로 섰을 때 힘이 들어가는 곳.

뼈끼리 연결시킨 후 활동 개시!

대부분의 근육의 양쪽 끝은 뼈와 붙어 있어. 단단하고 튼튼한 끈처럼 되어 있고, '건'이라고 부르지. 대표적으로 발뒤꿈치 위쪽의 아킬레스건은 우리 몸에서 가장 크고 강한 건이야. 근육이 오그라들면 뼈가 움직이고, 몸이 움직이지.

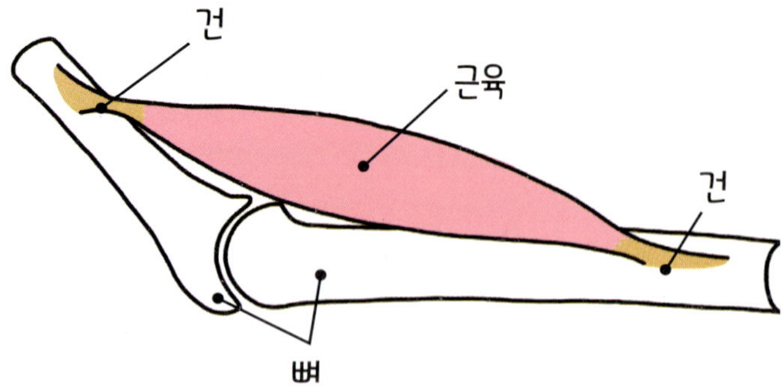

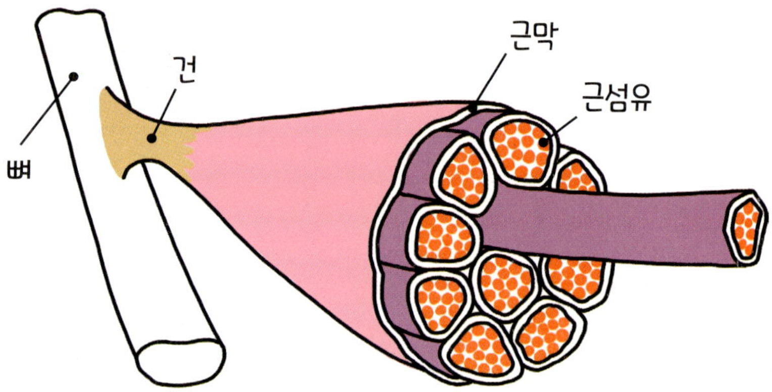

꽃다발처럼 근육도 가느다란 섬유다발!

0.01~0.1㎜ 정도의 매우 가는 실 모양의 '근섬유'가 모여서 근육이 만들어지지. 먼저 실처럼 생긴 것이 몇 개씩 모여서 다발을 이뤄. 그 다음 그 다발이 수없이 모여 막으로 둘러싸인 한 개의 덩어리로 만들어지면, 바로 우리가 알고 있는 근육이 되는 거야.

데이빗의 알통은 왜 단단하고 울룩불룩할까?

무거운 짐을 든다고 예를 들어보자. 근섬유에 큰 힘이 가해지겠지? 그러면 섬유를 만드는 세포에 상처가 생겨버려. 그 부위에 상처를 치료하는 세포들이 모여서 원래대로 회복되긴 하지만, 섬유는 이전보다 두껍고 강해지는 거야. 데이빗의 알통이 단단한 이유는 그 때문!

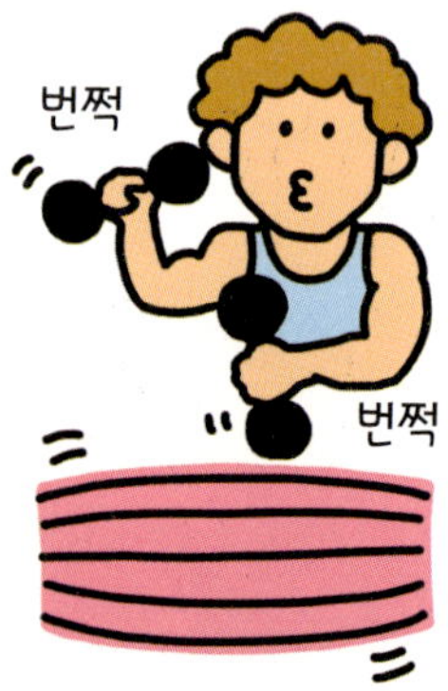

근섬유에 힘이 가해지면,

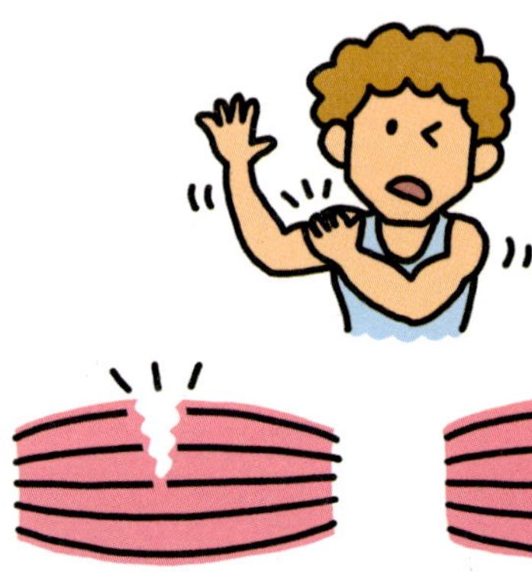

근섬유를 만드는 세포에 상처가 생기지.

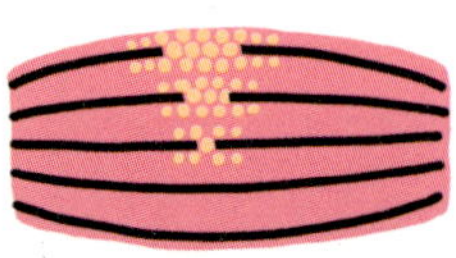

회복을 위해 상처를 치료하는 세포가 모여들고,

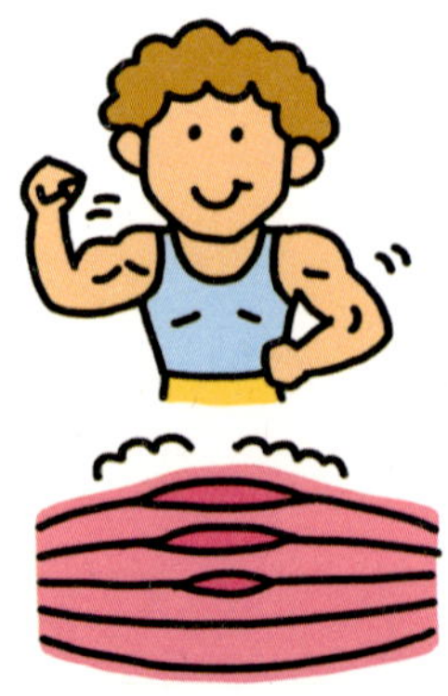

결국 근섬유가 두껍도 단단해지는 거야.

뇌: 근육아, 오른팔을 움직여줘!

만약 뇌로부터의 명령이 없다면, 근육은 전혀 움직일 수가 없지. 뇌가 명령을 해야 근육도 자유롭게 움직일 수 있는 거야. 명령은 전기신호가 된 후 뇌 → 척수 → 오른손 근육과 연결된 신경으로 전달되고, 마침내 오른팔이 움직이는 거야.

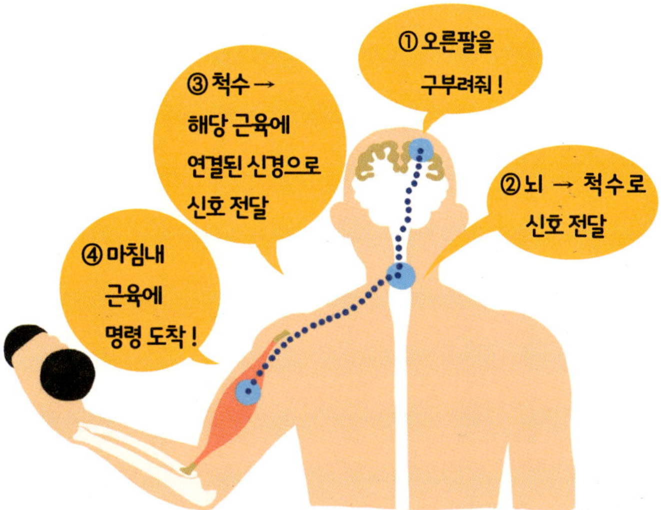

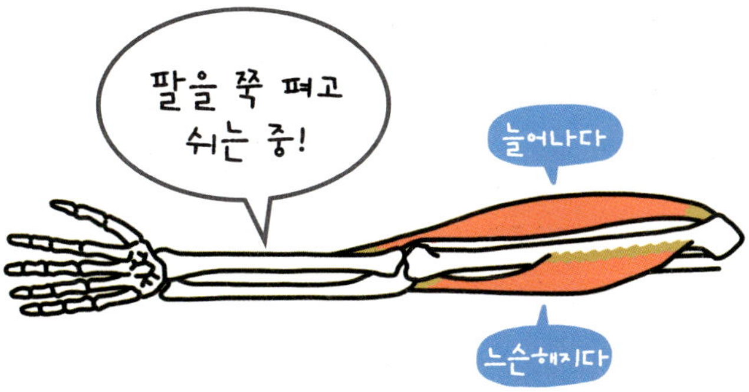

명령이 도착하기 전에는 위쪽 근육이 늘어나 있고 아래쪽은 느슨한 상태야.

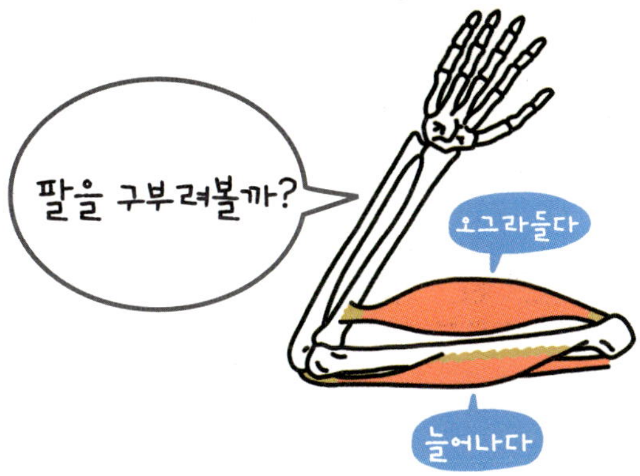

명령을 받았을 때 위쪽 근육이 오그라들고, 그와 동시에 반대쪽 근육이 늘어나지. 팔꿈치에 의해 앞의 뼈가 당겨져서, 팔꿈치가 구부러지는 거야.

사람 vs 다른 생물의 몸속 전격 비교!!

난 참치처럼 붉은살 생선을 좋아해. 넌?

근육은 붉게 보이는 곳과 하얗게 보이는 부분으로 나눠져 있어. 붉은색 근육은 오랫동안 움직일 때 유리하고, 흰색 근육은 순간적으로 움직일 때 유리하다는 차이점이 있지. 인간의 근육은 두 종류가 모자이크처럼 구성되어 있지만, 물고기는 훨씬 뚜렷하게 분별이 돼. 먼 거리를 헤엄쳐 다니는 참치나 가다랑어(고등어 등)는 붉은색 근육이 많고, 그다지 움직이지 않고 도망칠 때만 재빠른 넙치나 가자미 등은 흰색 근육이 발달되어 있어.

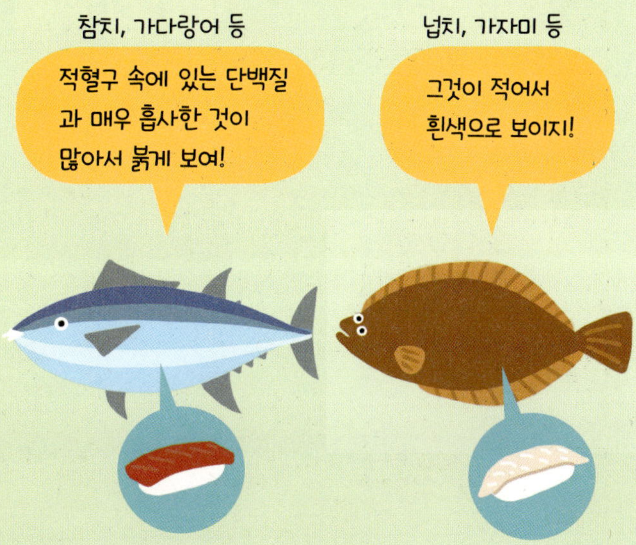

참치, 가다랑어 등
적혈구 속에 있는 단백질과 매우 흡사한 것이 많아서 붉게 보여!
넙치, 가자미 등
그것이 적어서 흰색으로 보이지!

몸속의 신비한 여행이 끝났습니다!

여행하면서 몸속은 여러 가지 기관들이 다양한 역할을 맡으면서 이루어져 있단 걸 알았어요. 4가지 경로가 다 굉장히 신기하네요.

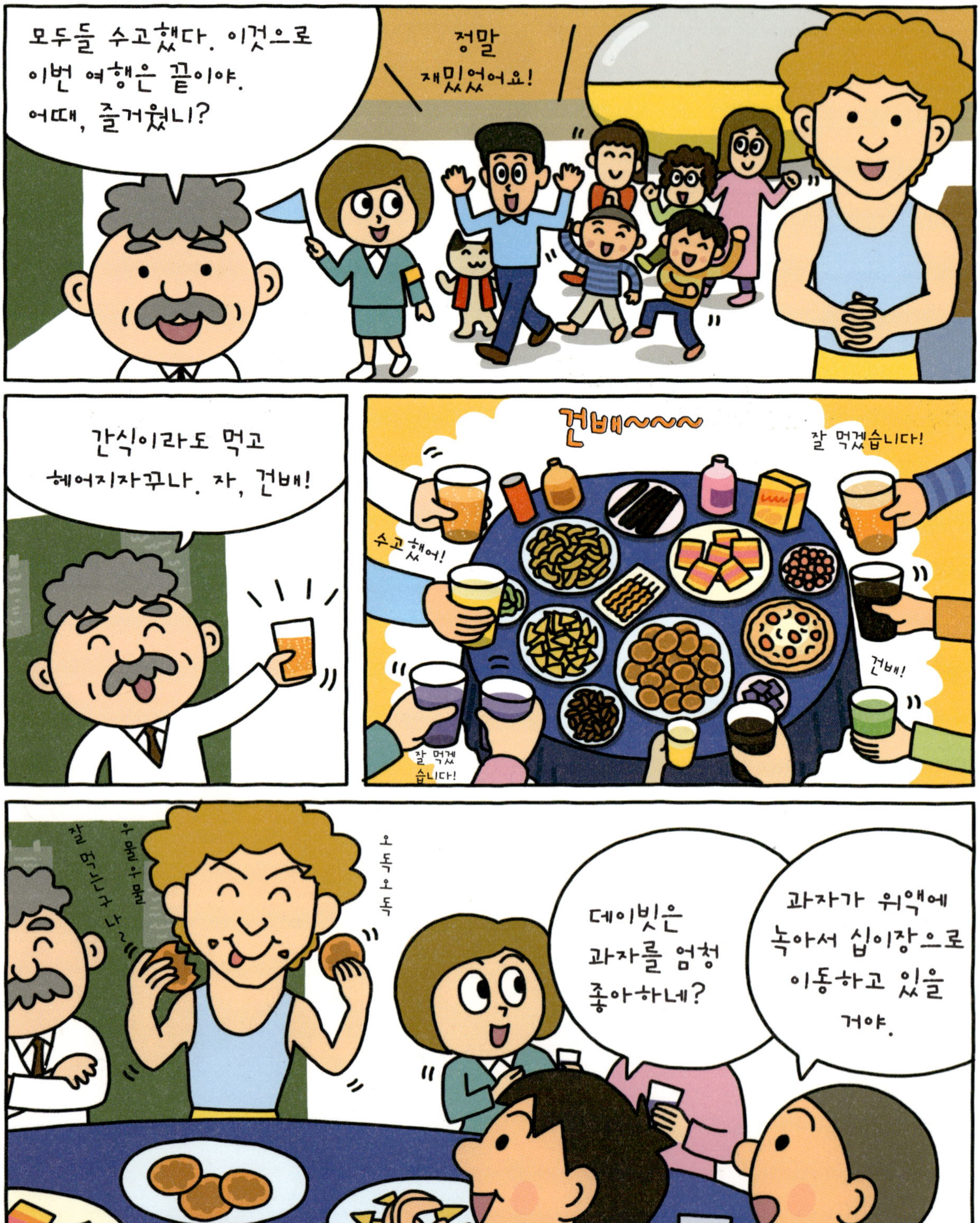

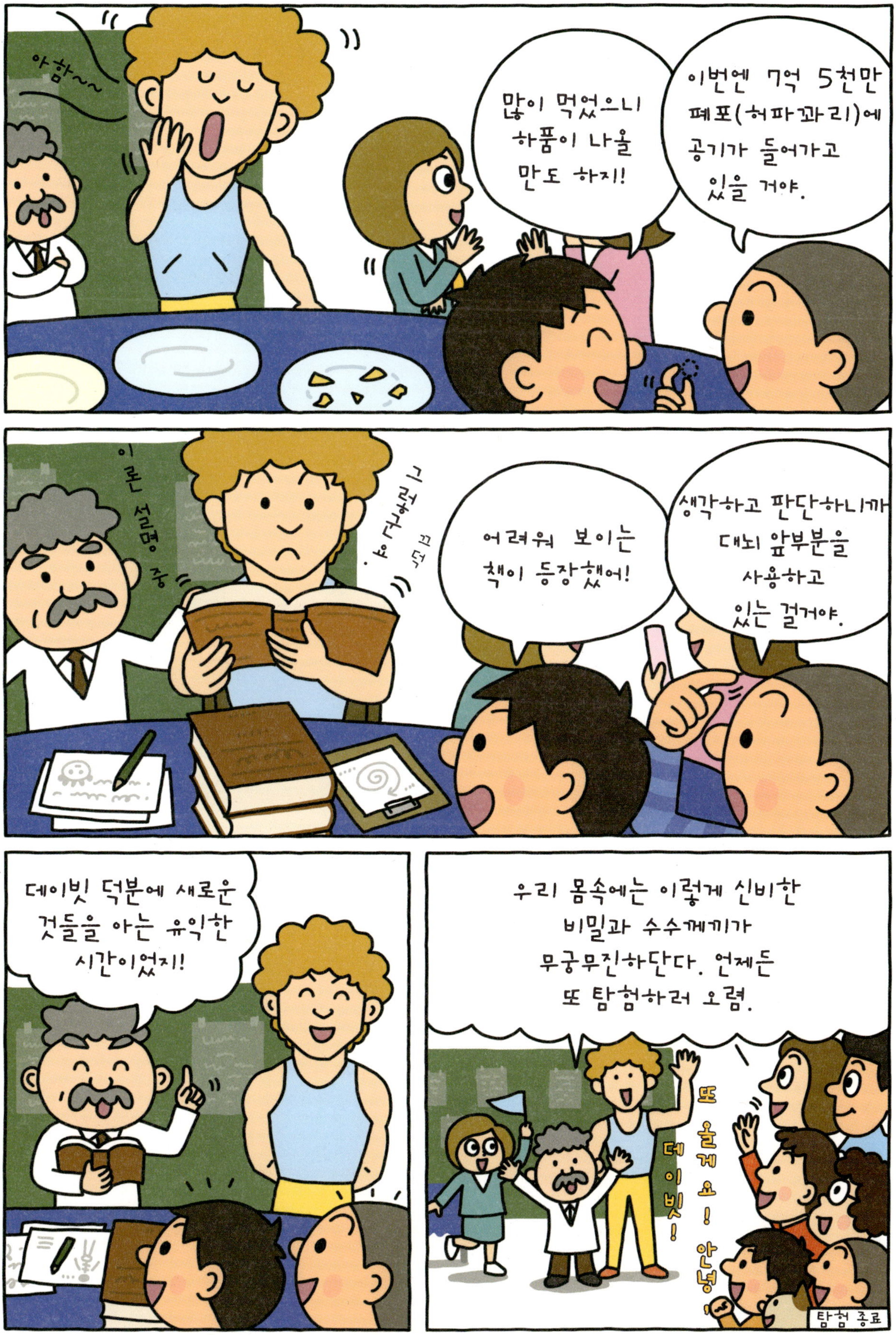
아함~~
많이 먹었으니 하품이 나올 만도 하지!
이번엔 7억 5천만 폐포(허파꽈리)에 공기가 들어가고 있을 거야.
이론 설명 중
그렇군요.
끄덕
어려워 보이는 책이 등장했어!
생각하고 판단하니까 대뇌 앞부분을 사용하고 있는 걸거야.
데이빗 덕분에 새로운 것들을 아는 유익한 시간이었지!
우리 몸속에는 이렇게 신비한 비밀과 수수께끼가 무궁무진하단다. 언제든 또 탐험하러 오렴.
또 올게요! 안녕,
데이빗!
탐험 종료

저자/니시모토 오사무(Osamu Nishimoto)

야구와 지도를 각별히 사랑한다. 공작 워크샵이나 박물관 전시디렉션 등, 다양하고 광범위하게 활약중. 최근에는 염색작품 제작도 시작. 그림책으로『세계일주 수수께끼 그림책(세계문화사),『3분 공작 50』(학습연구사)등이 있다.

감수/사사야마 유이치(笹山雄一, Yuichi Sasayama)

이학박사. 도야마(富山)대학 이학부 교수, 가나자와(金沢)대학 이학부 교수, 가나자와(金沢)대학 환일본해역환경연구센터 교수를 역임. 현재 동센타제휴연구원. 저서에『인체탐구의 역사』,『뇌와 인체탐구』(築地書館)이 있다.

글/시미즈 히로미(清水洋美, Hiromi Shimizu)

출판사 근무 후 프리랜서로 자연 과학 관련 아동서를 중심으로 기획·편집·집필을 시작하였다. 대표작으로「도감 플랑크톤」,「도감 문자」(기술 평론사) 등이 있다.

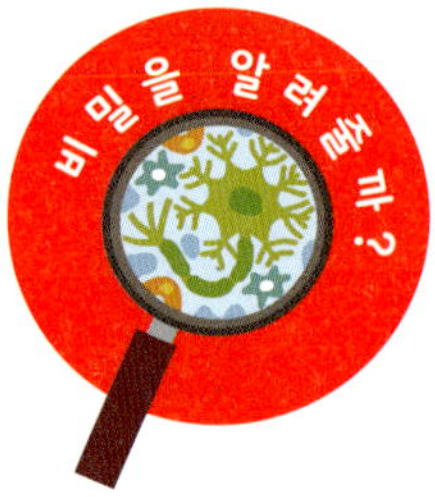

신비한 몸속 백과

인 쇄 | 2019년 7월 18일
발 행 | 2019년 7월 26일

저 자 | Osamu Nishimoto
역 자 | 군자출판사 학술부

발 행 인 장주연
출판기획 군자출판사 편집부
디 자 인 군자출판사
제작담당 신상현
발 행 처 군자출판사
등록 제 4-139호(1991. 6. 24)
본사 (10881) **파주출판단지** 경기도 파주시 회동길 338(서패동 474-1)
전화 (031) 943-1888 팩스 (031) 955-9545
홈페이지 | www.koonja.co.kr

ISBN 979-11-5955-464-3
정가: 15,000원